HYGIÈNE PRIVÉE, GÉNÉRALE

NERVOSISME AU XIXe SIÈCLE

*Tout exemplaire non revêtu de ma signature sera réputé contrefait et poursuivi conformément aux **Lois**.*

HYGIÈNE PRIVÉE, GÉNÉRALE

—

NERVOSISME

AU XIXᵉ SIÈCLE

PAR

le Dʳ Jules LAFAGE

Ex-interne du Service médical des prisons de Paris
Ex-interne des Ambulances militaires
(Campagne de 1870-71), blessés de la Loire

.... mentem
Rebus in arduis æquam servare memento
(Hor.).

—

PARIS

E. DENTU, ÉDITEUR

LIBRAIRE DE LA SOCIÉTÉ DES GENS DE LETTRES

Palais-Royal, 15-17-19, Galerie d'Orléans.

1882

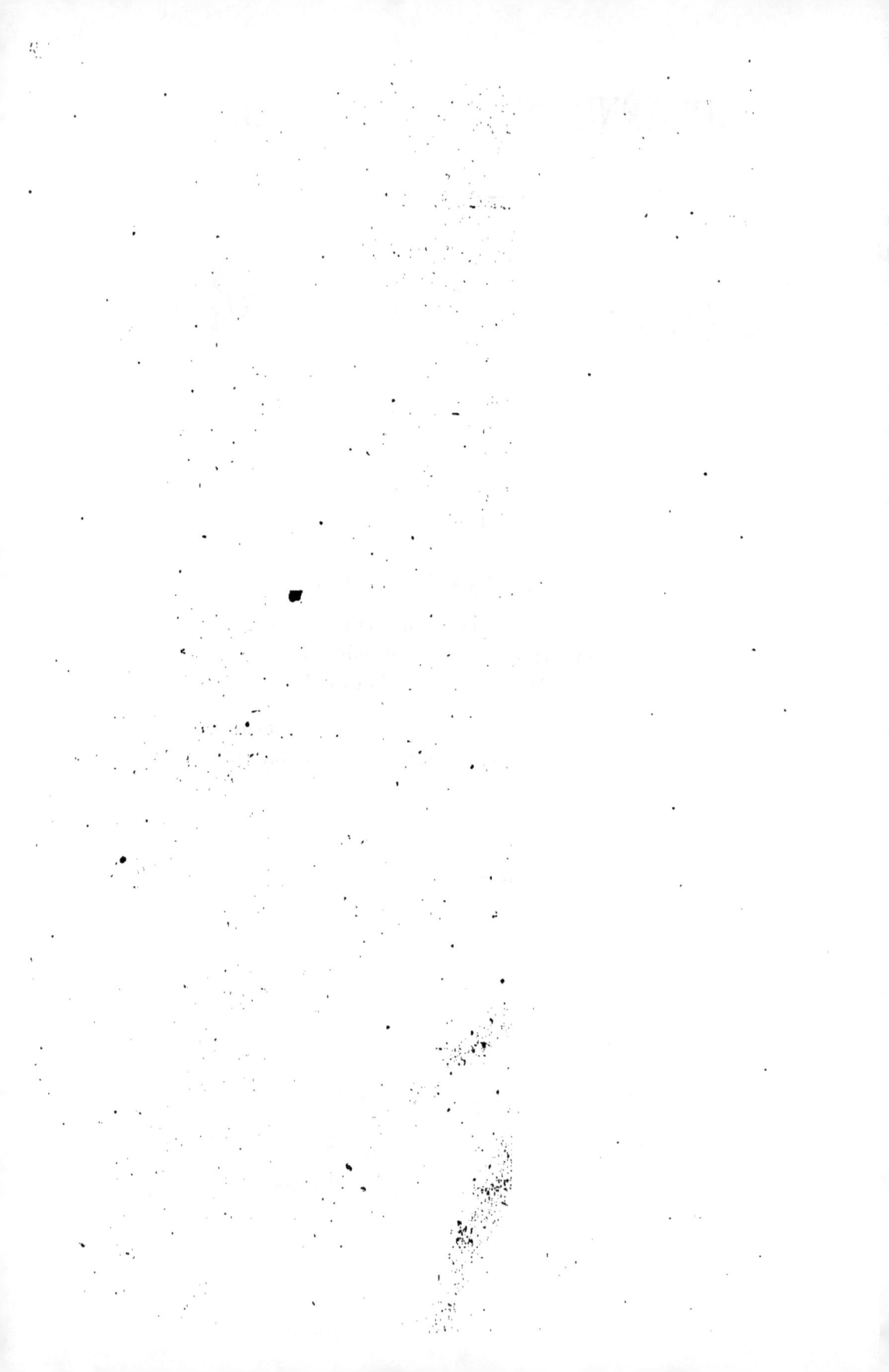

PROGRAMME

HYGIÈNE PRIVÉE, GÉNÉRALE

NERVOSISME POLITIQUE

GRANDES VILLES, CENTRALISATION

Enfance nerveuse, mode d'habillement, de nourrice et d'alimentation, — influence de la campagne sur le développement des enfants nerveux ; — garnis de Paris de 1827 à 1882, leur progression et leur influence sur le développement des enfants nerveux ; — puberté nerveuse chez le jeune homme et la jeune fille, éducation physique et morale, règles, préceptes.

Virilité chez l'homme et la femme ; — influence du mariage sur le tempérament nerveux ; — phénomènes nerveux de la grossesse, soins physiques et moraux ; âge critique, vieillesse dans les deux sexes ; — influence du tabac, de l'alcool et de l'onanisme sur le système nerveux ; — influence de la musique et du théâtre sur le tempérament nerveux.

Travail dans les manufactures engendrant des affections nerveuses ; — mortalité de la deuxième enfance ; — radiation de personnel des manufactures des enfants au-dessous de 12 ans, et réduction des heures de travail pour les enfants au-dessus de 12 ans.

Hygiène des névroses.

Hystérie.

Epilepsie.

Hystéro-épilepsie.

Névrosiques et névropathiques.

Conclusion.

HYGIÈNE MORALE

Influence des révolutions sur le tempérament national ; — étapes nerveuses parcourues par la France depuis 1870 ; — centralisation ; — rappels aux droits dus à la liberté individuelle et collective, aux associations, protection spéciale pour l'enfant, la fille-mère et le vieillard.

HYGIÈNE PRIVÉE, GÉNÉRALE

NERVOSISME AU XIXᵉ SIÈCLE

PLAIE SOCIALE

ÉTUDE PHILOSOPHIQUE, MÉDICALE

CHAPITRE PREMIER

PRÉFACE

L'hygiène est cette branche importante de la médecine qui préside aux lois du développement normal des corps, et qui traite des conditions capables de maintenir la santé.

Cette science qu'on pourrait appeler la thérapeutique préventive, populaire, à la portée de tous, mérite à ce titre d'être de jour en jour vulgarisée.

Son étude n'est pas seulement une nécessité, mais encore un devoir.

Cette science est aussi vieille que le monde.

Elle apparaît, en effet, avec l'homme sur le globe, et constitue l'hygiène privée, rudimentaire, que nous verrons se généraliser plus tard, donnant ainsi naissance à l'hygiène générale dans l'épanouissement des sociétés !

Dès ce moment, en effet, l'individu de la première heure s'efface devant des fonctions agrandies et nouvelles, celles de la famille, de la tribu, de la nation.

L'homme s'est organisé, il a fixé le point d'arrêt de ses étapes !

La société s'est formée ; de cette vie de communauté, surgit aussi l'hygiène générale !

A côté de la conservation individuelle se place la conservation sociale !

L'hygiène a donc un rôle individuel et social ; c'est à ce titre qu'elle a fait partie des institutions civiles et religieuses de l'Inde, de la Chine, de l'Égypte, de la Grèce, de Rome, et de tous les peuples connus de l'antiquité.

Chez les Indiens nous assistons à une législation précise, et relative à la salubrité générale et privée.

Chez les Chinois, c'est surtout vers l'espèce et sa reproduction qu'avec Confucius, les institutions hygiéniques semblent concentrer tous leurs efforts.

Pour ce qui concerne la Grèce, nous trouvons à Sparte l'institution des repas en commun, le brouet noir légendaire, l'emploi du cresson, l'usage exclusif de l'eau, les bains et les différents exercices de corps, tels que la gymnastique, les courses, le pugilat.

Il en est de même à Rome.

Chez les Hébreux, chez les Arabes, l'hygiène se trouve

basée, pour les premiers, sur l'isolement de la race et sa conservation, chez les seconds, sur la fonction de prolification.

Nous voyons ce but subir ainsi jusqu'à nos jours une série de modifications chez les peuples, en raison même de leur civilisation.

Ce rôle de l'hygiène dans le monde ancien diffère en effet à notre époque, car les siècles puissants ont nivelé dans leur marche les inégalités de naissance et de castes.

Aussi cette science repose maintenant sur une idée de progrès, de liberté et de justice, entourant dans une même idée d'amour tous les déshérités de ce monde !

Sous ce rapport, elle ne peut être que régénératrice, progressiste et conservatrice.

Considérée au point de vue de l'hygiène générale, l'histoire de la France n'offre guère jusqu'au XIII° et XVIII° siècle jusqu'à Turgot que l'institution des léproseries et des lazarets.

Mais la révolution ne tarde pas à aborder résolument les solutions fondamentales de l'hygiène publique, et imprime à cette branche de la médecine un nouvel essor, grâce aux travaux immortels de Hallé, de Lavoisier, de Vicq d'Azyr, de Vaucquelin.

Les institutions de cette époque sont encore aujourd'hui l'objet d'admiration de l'Europe.

Dans ce nombre, il faut citer celle qui régit les établissements insalubres, celle d'un conseil de salubrité appelé à exercer son contrôle dans toutes les questions qui ont trait à la santé publique.

L'histoire de notre pays depuis 1789, a contribué à nous faire bénéficier plus largement des avantages de cette science.

A partir de cette époque, la propriété se morcelle, la condition des différentes classes de la société s'améliore, se modifie, la population s'accroît.

La durée moyenne de la vie s'allonge.

C'est ainsi qu'en 1789, la France compte :

26,500,000 d'habitants,

en 1815, 29,500,000,

en 1848, 36,000,000,

en 1880, 36,900,000.

Quant à la durée de la vie, des documents démontrent que l'existence était de 25 ans au xvi° siècle, et la durée moyenne de 18, tandis qu'aujourd'hui elle est de 46, et la vie moyenne de 39.

Des considérations depuis 1851 ont apporté cependant des modifications à l'accroissement de notre population, par rapport à celle des autres puissances ; cette infériorité créée par la mortalité excessive de notre enfance et la restriction apportée à la fécondation des mariages est le résultat de modifications complexes apportées au sein de notre société, en dépit des efforts tentés par l'hygiène.

Depuis un quart de siècle, en effet, il s'est produit en France, comme dans le reste de l'Europe, un courant tendant à agglomérer vers les centres les populations harmoniquement réparties jusque là.

De là cette centralisation, cette pléthore modifiant le tempérament des grandes villes et des capitales.

Ce qui les rend obèses et les essouffle.

Que d'efforts, depuis, pour élargir leur respiration ! que de saignées, que d'artères ouvertes pour les maintenir à la vie normale !

Nous n'en voulons pour preuve, que les modifications survenues entr'autres dans Paris depuis vingt et quelques années sous l'influence et l'exigence d'une telle situation.

Mais aussi grands que soient ces changements, le bien-être à réaliser sur la santé d'une population de 36,900,000 âmes, n'est-il pas plus grand encore et à Paris comme ailleurs peut-on se flatter de l'avoir complètement atteint ?

Ne reste-t-il pas encore à l'hygiène de vastes champs à parcourir ; des lacunes à combler ; des adeptes à conquérir, en dehors des tâches faciles que lui prépare en lui tendant la main, dans les classes aisées de la société, sa sœur amie l'instruction publique ?

Il existe évidemment dans ce tableau des grandes villes des parties pleines d'ombres, que la lumière de l'hygiène est appelée à éclairer pour le plus grand bien de tous, justifiant ainsi la noblesse de son œuvre dans le monde par cette maxime :

« Vulgariser sans abaisser. »

CHAPITRE II

S'il est des questions qui relèvent de l'hygiène générale, telles que celles qui concernent la salubrité publique des villes, il en est d'autres que l'hygiène privée, de son côté, est appelée chaque jour à modifier par une étude lente, multiple, mais progressive.

C'est à elle que se rattache l'étude des tempéraments, l'équilibre des facultés physiques et morales d'un chacun.

Cette étude de l'hygiène privée, l'influence qu'elle exerce sur la vie sociale, le *modus vivendi* d'une nation, mérite qu'on lui consacre de longs développements !

Aussi lui dédions-nous les pages de cet opuscule, désireux dans l'analyse d'un tempérament qui est devenu la note prédominante de notre siècle, de signaler aux gens de tempérament nerveux toute l'utilité pratique qu'ils peuvent retirer de l'intervention d'une hygiène appropriée.

CHAPITRE III

CE QU'ON DOIT ENTENDRE PAR TEMPÉRAMENT.

Si nous adoptons la définition rationnelle nous devons dire que le tempérament est une différence d'organisation commune à plusieurs individus, « permanente, durable, mais pouvant être modifiée. »

Résumant pour le moment, nous dirons d'une façon générale que le tempérament est le résultat de la prédominance d'un des principes vitaux de l'économie.

C'est ainsi qu'on doit en admettre trois espèces principales :

1° Le tempérament sanguin ;

2° Le tempérament lymphatique ;

3° Le tempérament nerveux.

Pour l'étude du premier nous n'avons qu'à considérer les hommes de peine, les portefaix, les boxeurs, Hercule, les gladiateurs dans l'antiquité, en Grèce, Milon de Crotone fendant un chêne, et succombant sous l'effort.

Petite tête, cou énorme, poitrine vaste, abdomen plat et rentré, muscles volumineux, dessinés dans leurs interstices, veines sous-cutanées gorgées de sang parce que les muscles toujours contractés ne permettent pas aux veines profondes de se remplir du liquide nourricier qu'elles doivent reporter au cœur, tels sont les signes physiques du tempérament sanguin.

L'intelligence ordinairement peu développée chez les hommes de cette nature les rend souvent impropres à ce qui n'exige pas la force corporelle.

On remarque en revanche chez eux une grande motilité et une activité remarquables dans les fonctions de relation et de sécrétion.

La peau, chez ces individus, offre surtout au visage, une belle coloration et une transparence qui dénote que le système artériel est irrigué par un sang vermeil.

En effet, tout est globule rouge dans ce tempérament, le sang n'a pas de sérosité ; le cerveau lubréfié avec largesse par l'ondée sanguine, n'a pas admis l'influx nerveux.

Le système nerveux rachidien s'est seul développé !

Tempérament lymphatique.

Diamétralement opposé au précédent, le tempérament lymphatique est surtout caractérisé par la prédominance des globules blancs.

Les individus qui se rattachent à cette classe sont pâles, blancs, flasques, mous, leur peau sans vie paraît infiltrée, les membres sont grêles, les muscles sont mous.

Le visage, la poitrine et le ventre sont quelquefois farcis d'une graisse fluide et décolorée.

Sans activité respiratoire ;

Sans activité motrice ;

Sans activité cérébrale.

Si ce n'est de temps à autre, comme autant d'éclairs sous une nue orageuse, quelques jets d'excitation passagère, et puis tout rentre dans le calme et la langueur accoutumés.

Cette catégorie de gens réunie à celle des nerveux se divise le monde, c'est à elle que s'adressent les préparations martiales, les ressources de l'hydrothérapie, à elle que tendent les bras, les stations balnéaires, où on la voit accourir des quatre points cardinaux, essoufflée, pâle et anémique.

C'est à elle que s'adresse l'hygiène, avec l'appropriation de l'air, du soleil et de l'eau, avec celle d'une alimentation spéciale susceptible de relever l'organisme et de refaire du sang, du muscle (alimentation par les viandes saignantes et les vins généreux).

Tempérament nerveux.

Nous voici arrivés au tempérament nerveux, tempérament qui nous intéresse et qui semble résulter d'un mode d'activité spéciale des centres nerveux et surtout du cerveau sur toute l'économie.

Nous voyons ici une grande différence entre ce tempérament et les précédents; ceux-ci, en effet, ont leur siège dans les extrémités terminales des systèmes auxquels ils se rapportent.

Celui-ci, au contraire, a le sien dans le centre du système nerveux par lequel il est influencé.

Ce mode d'activité spéciale du cerveau réagit sur tous les organes et apporte dans leurs fonctions des modifications qui quelquefois dégénèrent en troubles réels ou en maladies que l'on a appelées nerveuses ou névroses, et qui sont d'autant plus importantes à connaître qu'elles sont très difficiles à diagnostiquer.

Les individus nerveux sont en général maigres, secs, ils ont le teint jaune, leur système pileux est noir, leurs yeux sont foncés, leur conjonctive est jaune.

Le système musculaire est peu développé, mais les muscles sont fermes.

Les gens nerveux sont impressionnables et sont exposés aux embarras gastriques, car ils digèrent difficilement.

Ils ont des selles rares et sèches, ils mangent très peu, leur cerveau travaille toujours.

On ne doit cependant pas rapporter à ce tempérament le monopole des grandes intelligences.

CHAPITRE IV

SYSTÈME NERVEUX

Le système nerveux est caractérisé par ce qu'on est convenu d'appeler substance cérébrale, pulpe nerveuse.

Cette matière n'est inconnue de personne, mais au point de vue scientifique elle échappe à beaucoup, car elle possède une trame plus fine formée d'éléments anatomiques figurés, que la puissance des instruments d'optique peut seule découvrir, et qui sont en réalité la cellule et les tubes, autrement dit, ses prolongements.

Considéré dans sa répartition, le système nerveux présente à son extrémité antérieure un renflement : encéphale, cerveau, correspondant au développement de la cavité crânienne destinée à le mettre à l'abri des secousses et des chocs, concurremment avec les membranes ou méninges qui l'entourent et le liquide céphalo-rachidien, qui le baigne.

Cette masse ou cerveau comprend plusieurs parties importantes, notamment :

1° La protubérance ;

2° **Les** pédoncules cérébelleux ;

3° **Les** pédoncules cérébraux ;

4° **Les** tubercules quadrijumeaux ;

5° **Les** couches optiques ;

6° **Les** corps striés.

Enfin le cervelet, placé à la partie inférieure et postérieure du cerveau, et en communication avec la moelle par l'intermédiaire de la moelle allongée.

Chacune de ces parties a son rôle assigné, ainsi que le système du grand sympathique, qui préside aux phénomènes de la vie végétative, et qui tient à la fois, au système moteur et sensitif par ses connexions, avec l'axe cérébro-spinal.

C'est ainsi que les fonctions des hémisphères du cerveau sont le centre ou l'aboutissant de la sensibilité, et le point de départ de l'incitation motrice volontaire.

Quant au rôle de la protubérance, elle est, comme le bulbe rachidien et comme la moelle, le siège du pouvoir réflexe, et le centre des impressions sensitives.

Le bulbe comme la moelle épinière conduit les impressions sensitives et les incitations motrices, mais il jouit aussi à un haut degré du pouvoir réflexe et il tient sous sa dépendance les phénomènes de la respiration.

La moelle épinière est un long cordon de substance nerveuse qui est continue avec l'encéphale à qui elle conduit les impressions qui lui arrivent par les faisceaux postérieurs des nerfs ; elle conduit de l'encéphale aux organes par les racines antérieures, les incitations du mouvement et devient un organe de transmission.

Elle contient en outre dans son intérieur une masse de substance grise, elle a donc une action propre, elle est un centre d'innervation.

De chaque côté de la moelle placée dans le canal vertébral qui lui forme un étui, naissent en avant et en arrière une série de faisceaux de fibres nerveuses.

Le nombre des racines nerveuses émergeant de la moelle sont au nombre de trente et une paires pour l'axe cérébro-spinal et au nombre de douze pour les nerfs crâniens.

Ces racines postérieures et antérieures comme autant de fils conducteurs, après leur bifurcation au sortir d'un ganglion spinal, chargés d'une électricité spéciale, ont pour mission de maintenir le degré voulu de sensibilité et de tonalité dans les différentes parties du corps.

Par l'intermédiaire des filets moteurs, ou antérieurs, les muscles se maintiennent dans l'intégrité de leurs fonctions ; d'autre part les filets postérieurs maintiennent la sensibilité, et transmettent le phénomène, douleur, impression.

Les nerfs ne sont donc que les serviteurs dévoués du mouvement et de la sensibilité qu'ils distribuent aux différentes zônes du corps, sur un ordre du cerveau ou sur une réflexion de la moelle épinière.

Au point de vue du rôle assigné au cerveau, on a pu

dire qu'il était le point de départ de l'ordre, le siège **du** langage articulé, de la perception et de l'intelligence.

Le cervelet, de son côté, a pour mission la coordination des mouvements.

Ces données ont été confirmées par de nombreuses expériences ainsi que celles qui ont trait aux voies suivies par les impressions sensitives, de la substance grise de la moelle épinière pour arriver jusqu'à l'encéphale, *et vice versa*, détails et description ardus que nous épargnons au lecteur.

Quant au mécanisme par lequel s'opèrent tous ces différents phénomènes, notamment celui de la cellule cérébro-psychique, malgré les nombreuses théories hypothétiques plus ou mois distantes de la vérité, il reste jusqu'à cette heure enveloppé, comme la création elle-même, du plus profond mystère.

Quels que soient aussi les efforts louables de la science, l'homme dans sa marche de géant à travers l'inconnu, sera plus d'une fois réduit à offrir le triste spectacle de l'impuissance, et comme le Prométhée que l'antiquité nous représente, dans une allégorie, enchaîné sur le mont Caucase, sans cesse dévoré par le vautour de la science, Prométhée moderne, il devra à son tour s'avouer vaincu !

> Borné dans sa nature, infini dans ses vœux
> L'homme est un Dieu tombé qui se souvient des Cieux.
>
> (DE LAMARTINE).

D'après ces notions générales on peut concevoir le rôle

important que joue dans l'économie le manque d'équilibre du système nerveux, tour à tour procréé par un épuisement, ou par une excitation, d'autres fois par une altération organique.

Cette influence se trouve en raison directe du point de départ et du trajet parcouru, pouvant intéresser un ou plusieurs organes.

En définitive elle crée au système nerveux un état pathologique spécial à forme transitoire, aiguë ou à forme chronique permanente.

Ces différentes manifestations morbologiques du système nerveux, constituent des affections spéciales ; ici ce sont des névralgies sans lésions appréciables, là des troubles fonctionnels dans la nutrition des éléments nerveux, des hyperémies, ou des dégénérescences.

Ces névroses donnent lieu à des troubles fonctionnels, nutritifs, passagers, intermittents ; ils peuvent disparaître avec l'art combiné de l'hygiène et de la thérapeutique.

Il n'en est pas de même pour les affections nerveuses dues à l'altération même de la substance nerveuse, à son atrophie, à son ramollissement, ou à son hypergenèse, tumeurs, etc.

Les névroses ou névralgies peuvent d'un autre côté être de nature réflexe, et se trouver placées sous la dépendance d'une affection des voies digestives ; elles constituent alors cette catégorie de maladies nerveuses connues sous le nom de mélancolie, d'hypocondrie.

Au nombre de ces affections si communes de nos jours il en est une à cachet spécial qu'il serait difficile de classer, peut-être, et qui relève des conditions mêmes de l'existence moderne.

Cette modification du système nerveux qui paraît résulter d'un ébranlement momentané ou permanent des cellules soit sensitives, soit motrices, constitue cet état intéressant et maladif, que M. le Dr Bouchut, avec le talent de généralisation qui le distingue, a caractérisé du nom de nervosisme.

Les phénomènes psychiques qui s'y rattachent constituent, de nos jours, une affection générale, contagieuse, et dans ce cas, on peut à juste titre l'appeler nervosisme ! plaie sociale ?

Cet état que nous jugerons sans passion, en dehors des causes plus ou moins justifiables qui le produisent, sous sa dénomination de nervosisme social, serait constitué en outre par le vertige critique, qui, aux dires de M. le Dr Bouchut, serait l'inquiétude du beau et du vrai.

Quant à nous, nous nous demandons si cette manifestation spéciale, susceptible d'évolutions de plus en plus accentuées, ne constitue pas une préface à l'aliénation mentale, à plus ou moins courte échéance, en raison directe de la résistance du terrain où elle se greffe, et à laquelle il resterait à donner un nom tout particulier ?

Quoi qu'il en soit, privé, aussi bien que social, le nervosisme serait caractérisé par un fonctionnement exagéré des cellules motrices sensitives et psychiques unies aux tubes communiquants qui les relient entre elles, et qui transforment le cerveau en un immense clavier de sensibilité, point de départ en même temps des mouvements et de la pensée.

Cette affection dont on pourrait trouver des altérations microscopiques au point de vue de l'irrigation cérébrale, semble avoir pour origine des causes nées de l'abus des passions, tant physiques que morales.

Il semble que ces émotions de toute nature, ardeur du gain, amour de la gloire, amour du luxe, amour exagéré d'un sentiment parfois noble, ébranlement produit par les révolutions à peu près périodiques de notre époque, impriment chez certains individus un travail vibratoire cérébral exagéré offrant tous les symptômes d'une hyperémie congestive.

Il y a là, dit aussi M. Bouchut : « le point de départ d'une découverte importante sur la cause morale des maladies nerveuses. »

L'arrivée incessante des sensations trop longtemps répétées, changent et modifient les cellules de la pensée.

L'impression qui en résulte peut être fugace, dans ce cas rien ne reste, mais si elle est plus prolongée, la modification persiste et il en résulte le souvenir, c'est-à-dire un arsenal dans lequel s'accumulent toutes les provisions intellectuelles du passé, et dans lequel l'âme vient incessamment emprunter.

Tel est cet état de surexcitation nerveuse intellectuelle, au sujet duquel une plume pleine de finesse a écrit les lignes suivantes :

« Quoi qu'il en soit et quelles que soient ses causes, la maladie existe, et il faudrait être complètement aveugle pour ne pas voir que jamais plus grande excitation, plus grande agitation n'existèrent chez les individus.

« Les citoyens français sont aujourd'hui comme autant d'aiguilles aimantées qui se mettent à osciller dès qu'elles sentent le voisinage d'un courant magnétique.

« C'est la politique qui les affolle et qui, peu à peu, les amène à cet état de nervosisme.

« Le fait est que, pourvu que cela dure quelque temps encore, la France est en train de devenir inhabitable pour les gens sages.

« Les variations politiques qu'elle a subies, depuis tantôt un siècle, ont eu, sur le tempérament national, une influence terrible.

« Des alternatives consécutives de gloire et de défaites, de liberté et de despotisme l'ont désorientée.

« Peut-être en serait-elle à se demander comment elle peut vivre après tant et de si rudes assauts, si la forme de son gouvernement n'était pas aujourd'hui, la première ou plutôt la seule de ses préoccupations !

« Par dessus le marché, comme on donnerait des excitants à un malade, dont l'état exige des potions calmantes, on l'a traitée par le suffrage universel, c'est-à-dire que

l'on a fait tout le possible pour permettre à la maladie de
s'étendre et pour faire pénétrer le nervosisme politique,
jusqu'au cœur de la nation.

« Il n'y a pas en effet aujourd'hui de lieu public où
l'on ne rencontre par groupes les malades dont il s'agit.
Autrefois on allait au café pour prendre sa demi-tasse et
pour faire sa partie. C'était une sorte de répit dans la
journée de travail.

« Aujourd'hui ce n'est plus cela : le café devient une
sorte de tribune où les intérêts de la nation sont débattus
avec autant de fougue que dans les salles du Palais-Bour-
bon et dans les bureaux de rédaction des journaux.

« Je ne parle point, bien entendu, des grands cafés des
boulevards où les étrangers sont en grand nombre et
où ne seraient point tolérées de ces discussions propres à
faire fuir la clientèle, mais des cafés de quartier où
les mêmes hommes se retrouvent aux mêmes heures et
où, le temps de vider une chope, on vous met à bas tout
un système politique et tout un gouvernement, avec cet
imperturbable sérieux qui est un des plus grands symptômes de la maladie.

« Je ne voudrais pas dire que la définition du vertige
critique, telle que la donne le Dr Bouchut, c'est-à-dire
l'inquiétude du beau et du vrai, y reçoive toujours un
démenti formel, mais ce qu'il y a de certain, c'est que le
bon sens y reçoit de rudes crocs-en-jambes et que la notion
du juste et de l'injuste en est impitoyablement bannie.

« Chacun arrange les affaires à son idée, supprime, d'un mot, tout ce qui le gêne, et parle de politique intérieure et de politique extérieure avec la conviction intime qu'il n'a plus rien à apprendre pour sa part et qu'il en remontrerait aux plus malins.

« Ce sont ceux là, qui dans le temps, appelaient M. Thiers : Foutriquet, ne croyaient peut-être pas plus à son républicanisme que l'ex-président n'y croyait lui-même, et qui, franchissant d'un saut les frontières, indiquaient et indiquent encore les moyens de rouler le prince de Bismark.

« Les quelques malheureux qui, pendant le siège de Paris, proposaient la victoire, rien que par leur présence à la tête de l'armée, étaient atteints de cette maladie à l'état aigu.

« La plupart des péroreurs de brasserie en sont à peu près là. Ce sont des victimes du nervosisme, qui les tient comme l'alcoolisme tient les ivrognes, et, en effet, ne sont-ils pas tous ivres d'agitation ?

« Quelque chose de pareil devait se passer à la première époque révolutionnaire, surtout lorsque vint le moment où le peuple, se sentant le maître, dictait la loi dans les tribunes des clubs et à la Convention.

« Les malades d'aujourd'hui sont moins dangereux, il y en a cependant dans le nombre qui seraient volontiers pour les moyens féroces et ne se gênent pas pour réclamer la suppression de tout ce qui les offusque.

« Pour les satisfaire, ou tout au moins les rassurer, il leur faudrait d'abord les têtes de quelques traîtres et l'expulsion de pas mal de gens.

« Plus de prêtres d'abord ? ça c'est le mot d'ordre ; plus de monarchistes, plus de républicains mous, plus de sénat, et peut-être même plus de chambre basse ! Un homme tout seul, voilà ce qu'il faudrait, mais un gaillard à poil, et pas fier, qui ne ferait point fi des conseils de tous, et n'aurait pas l'air de croire que l'opinion publique n'a rien à lui apprendre.

« Telle est à peu près l'inquiétude à laquelle sont en proie la plupart des électeurs de France, et qui, quoi qu'en dise le Dr Bouchut, n'a pas grand chose de commun avec l'inquiétude du beau et du vrai.

« On devrait plutôt l'appeler l'inquiétude du bruit et de l'agitation, jointe à un besoin d'importance, qui s'implante dans le cœur de tous.

« On ne songe point à être le premier, ni à chausser les bottes du gaillard qui remettrait tout en place. Oh ! non, à moins, dame, que les circonstances se mettent de la partie, et alors on ne peut savoir.

« Est-ce que Cromwel n'était pas un simple brasseur de bière ?

« Je ne voudrais pas me donner le ridicule d'affirmer que le nervosisme donne à chacun de ceux qui en sont atteints de pareilles ambitions ; mais, ce qui est incontestable c'est qu'il leur souffle un désir invincible d'im-

portance locale et un besoin persistant de se croire quelque
chose. Y a-t-il un remède à cela? M. le Dr Bouchut
l'affirme; mais c'est un remède qui se produit de lui-
même, par la force des choses et qui n'est qu'individuel
et sans influence sur la maladie elle-même. Ce remède
c'est d'abord la richesse qui amène la satiété, puis la
vieillesse qui produit l'atrophie cérébrale.

« Ce qui revient à dire que les individus atteints de
nervosisme guériront tôt ou tard, tôt s'ils s'enrichissent,
tard si les sujets atteints arrivent à la caducité sans avoir
satisfait leurs désirs.

« Dans le premier cas, c'est l'histoire de toutes les ambitions qui s'éteignent quand elles sont assouvies; dans
le second, c'est le rôle de toutes les forces qui s'épuisent,
mais comme le nervosisme est héréditaire et que le suffrage universel lui sert d'agent très actif la disposition
de quelques sujets n'entraîne point la diminution du mal,
car si les pères réagissent ou meurent, les fils s'émanci-
pent et leur succèdent, de sorte que la race paraît condamnée au nervosisme, sinon à perpétuité, du moins pour
longtemps, cela vaut assurément mieux que la lèpre, c'est
peut-être moins curable, et à coup sûr plus général, et si
l'on parquait jadis celle-ci dans les maladreries, l'autre
pourrait bien finir par faire de la France une vaste maison de fous (JEAN DE NIVELLE. *Journal Soleil*). »

Cette forme n'est du reste pas la seule que nous puis-
sions enregistrer, nous la retrouvons, en effet, chez les

hommes de lettres qui recherchent dans la littérature soit un renom, soit un moyen d'existence à grand renfort de travaux et de veilles.

Nous la retrouvons chez les peintres, chez les artistes, les journalistes, les poètes, chez tous ces gens enfin, dont le cerveau est sans cesse tendu, ainsi que la corde d'un arc, vers un but ardemment convoité, par la flèche de l'ambition.

Quel que soit le mobile d'une telle injection cérébrale, ces individus se surmènent, mangent peu, dorment peu et après avoir poursuivi jusque sous l'oreiller le plan de leurs travaux, se réveillent, au matin, le corps brisé, l'esprit agité, les yeux fatigués, s'écriant, comme se lépreux de la cité d'Aoste : l'insomnie, ah messieurs! l'insomnie !

Il en résulte aussi, pour ces individus, un amaigrissement rapide, une fièvre nerveuse de tous les instants, de la dyspepsie, du côté des centres nerveux des congestions et des dépressions qui épuisent la pulpe cérébrale, et l'influx nerveux dans sa répartition normale dans les différentes parties du corps, ce tableau se complique d'hallucinations, de rêves et de tremblements.

Nous ne saurions mieux définir cet état qu'en le comparant à une intoxication lente, analogue à celle produite par l'opium, caractérisée comme elle par des phénomènes d'excitation et de dépression cérébrales.

Quel remède opposer, sinon le plus naturel et le plus

général à la fois, celui qui consiste à modifier les passions
qui ont engendré un tel état, ainsi que le courant d'idées
trop fixes et trop longtemps soutenues, qui en ont
favorisé l'éclosion.

Le système nerveux, les nerfs, en un mot, seraient
beaucoup plus calmes, si chacun savait se contenter de la
condition où la Providence l'a placé.

Malheureusement il n'en est pas ainsi, et dans la
société telle qu'elle existe, dans le ménage, dans la famille, constituée par un jeune couple, chacun s'efforce
d'arriver, chacun de son côté s'évertue à parvenir, le
mari cherche à faire fortune, la femme veut être citée
parmi les plus élégantes, en parures, en ameublements,
parfois en excentricités de manières.

Enfin, après avoir épuisé la dot du mariage et avoir
escompté, à l'avance, l'avenir, ils réussissent là où tant
d'autres se sont brisés.

Les voilà plus riches, plus haut placés que ne l'étaient
leurs pères, mais leur santé est détruite.

Les voilà perclus de sciatiques, épuisés par les mauvaises digestions, essoufflés par l'asthme ; leurs enfants
n'échappent aux affections aiguës, fièvres typhoïdes, mé-
ningites, que pour succomber à l'action des plus graves
affections chroniques.

Ce lamentable tableau ne convertira personne, car le
monde est un malade incorrigible, mais en nous reportant
à l'origine d'un grand nombre de maladies nerveuses, il

nous permet d'établir des idées plus nettes sur la nature de ces affections.

Où trouver la guérison, si ce n'est dans le changement des habitudes excitatives, et la modification des passions ?

Nous insisterons aussi sur la distraction, sur les voyages, puissants dérivatifs auxquels on doit recourir.

Dans le même ordre d'idées nous conseillerons le repos, mais un repos comparatif qui délasse l'esprit par des exercices moins pénibles.

Walter Scott, suivant certains dires, après avoir terminé ses ouvrages, s'enfermait dans son cabinet et lisait les œuvres qui avaient paru, pendant qu'il écrivait ses romans.

Bien que plus tard il ait succombé aux suites d'une hémiplégie, Walter Scott ne se plaignait pas, ainsi faisant, de ses nerfs.

Gœthe, qui était doué d'un tempérament lymphatique et nerveux, lorsque les travaux de son cabinet l'avaient trop fatigué, se délassait soit en herborisant, soit en dirigeant les répétitions de ses drames.

Les voyages constituent, de leur côté, une puissante distraction, à la condition qu'ils aient un but, mais si l'on s'expose aux impatiences et aux inconvénients, si l'on est obligé de disputer les pourboires aux automédons, et de calculer les frais de l'omnibus, si l'on est réduit à s'élancer, la valise à la main, au milieu des flots tourbillonnants de la poussière des routes, à l'assaut des gares et des chemins de fer, dont les cris de départ précipité vous jettent en détresse, les voyages dans ces conditions deviennent fatigants, irritatifs, et constituent plutôt un bain de vapeur qu'une distraction salutaire.

Les changements d'air de la ville à la campagne ont surtout de bons effets sur le nervosisme.

« Ce fut là, dit le grand philosophe de Genève, que « je démêlai sensiblement, dans la pureté de l'air où je « me trouvais, la véritable cause du changement de mon « humeur et du retour de cette paix intérieure que j'avais « perdue depuis longtemps. En effet, c'est une impression « générale qu'éprouvent tous les hommes, sur les hautes « montagnes, où l'air est vif et subtil, on se sent plus « de facilité dans la respiration, plus de légèreté dans le « corps, plus de sérénité dans l'esprit.

« Les plaisirs y sont moins ardents, les passions plus « modérées, il semble qu'en s'élevant au-dessus du « séjour des hommes, on y laisse tous les sentiments bas « et terrestres, et qu'à mesure qu'on approche des régions « éthérées, l'âme contracte quelque chose de leur inalté- « rable pureté. On y est grave sans mélancolie, paisible « sans indolence.

« Je doute qu'aucune agitation violente, aucune ma- « ladie de vapeurs, pût tenir contre un pareil séjour « prolongé, et je suis surpris que les bains d'air salu-

« taire et bienfaisant des montagnes ne soient pas un
« des grands remèdes de la médecine et de la morale. »

(J.-Jacques Rousseau)

Rien n'est plus conforme aux données de la physiolo-
gie, l'air est en effet le pain de la vie.

De telle sorte que si l'on était mis dans l'alternative de
faire un choix entre une bonne nourriture et la respiration d'un bon air, l'intérêt le plus immédiat de la conservation voudrait qu'on choisisse le second.

Le lecteur partagera-t-il notre avis ? J'en doute, car je
vois d'ici sa surprise.

Dans une certaine mesure, la respiration d'un bon air
peut suppléer au défaut de l'alimentation.

Aussi la ballade écossaise, s'écrie-t-elle, « il fait bon
respirer l'air pur, l'air libre que rien n'arrête dans sa
course. »

A notre tour nous dirons : de l'air et toujours de l'air ;
tel est le cri de la création dans la diversité de ses êtres,
de la fleur et du papillon, fleur ailée, de l'insecte, de
l'oiseau, de l'enfant et du vieillard !

Les bains de mer, dans l'affection qui nous occupe,
trouvent aussi avantageusement leur place.

Ce sont en effet de puissants modificateurs des fonctions,
mais certaines organisations supportent mal l'air de la mer
ou pour mieux dire, les émanations ammoniacales et sulfu-
reuses du voisinage immédiat de la plage.

La brise du large les fatigue, si elle n'est pas amortie, tamisée par quelques abris.

Tel est le traitement général de cette affection dont la nature, en bonne mère, prend à sa charge tous les frais de médication. On comprend qu'entassées comme nous l'avons dit dans les grandes villes, les populations des centres soient appelées à devenir nerveuses.

A quelles fatigues, à quels soucis, à quelles émotions de toutes sortes ne les livre pas en effet cette soif immodérée de la fortune, du bien-être ou du nécessaire?

On peut concevoir aussi la répercussion qui se rattache à l'hérédité d'une affection de cette nature, se développant sur une grande échelle.

L'hérédité est la grande pierre de touche des affections nerveuses, aussi joue-t-elle un rôle prépondérant dans sa manifestation ; elle est aussi évidente que celle qu'on admet dans la phtisie, la diathèse rhumatismale, herpétique et cancéreuse.

Si l'ensemble des nervosiques se trouvent bien du séjour à la campagne, aux stations balnéaires, il en est cependant un petit nombre qui n'éprouveront une amélioration, voire même leur guérison, que grâce à l'intervention directe d'une thérapeutique opportune ; c'est ainsi que la dyspepsie, les affections gastriques, auront pour médication le régime lacté, l'usage de la pepsine et des eaux minérales, sels de soude.

L'insomnie sera traitée par le bromure de potassium

ou les préparations opiacées, sirop de morphine, etc.

Enfin, les nervosiques arrivés à cette période caractérisée par l'épuisement et par la dépression, devront recourir aux préparations martiales, aux toniques, vin de quinquina, alcool, et s'attacher à enrichir leur sang en raison du vieil aphorisme de l'un des maîtres de la science : « Le sang est le réparateur des nerfs. »

C'est donc dans l'application d'une bonne hygiène et d'une intervention médicale prudente qu'il faut rechercher le problème de la guérison du nervosisme.

Elles seules peuvent modifier l'action des causes sur le tempérament des gens nerveux.

L'hygiène, pour sa part, s'efforcera de retrancher dans les classes populaires l'excès de travail, tant chez l'enfant que chez l'adulte, elle agrandira, par des innovations de plus en plus salubres, l'aération des ateliers, le fonctionnement des établissements industriels.

Les gens nerveux devront rechercher surtout la tranquillité et les professions calmes, n'exigeant pas une trop grande dépense de forces, et, par suite, une réparation exubérante, en cela même irritative.

Ils devront s'abstenir d'excitants, de café, d'alcools ; leur nourriture consistera en viandes légères et en aliments phosphorés, poissons ; ce régime s'appliquera principalement aux gens méditatifs, de cabinet, d'étude.

Quelles que soient les espérances fondées sur l'application de l'hygiène auprès de la génération avancée de notre époque, nous ne saurions, éclairés par l'expérience et le tableau soumis à nos regards, mieux faire que de diriger toute notre attention vers l'enfance, procréation essentiellement nerveuse, portant en elle le cachet de l'hérédité soit innée, soit acquise.

Ce n'est qu'en conjurant à l'avance et avant tout développement complet, les ravages de ce triste héritage des maladies nerveuses, transmises par les facteurs premiers, que nous pourrons attaquer le mal dans sa source, et en atténuer les effets dans la génération actuelle.

CHAPITRE V

ENFANCE NERVEUSE

Les enfants issus de parents nerveux réclament les soins les plus assidus et une éducation physique et morale empreintes du plus grand calme.

Au point de vue général nous sommes partisans de l'allaitement maternel, malheureusement la centralisation, est venue modifier d'une façon meurtrière les conditions premières imposées par la nature, et en rendre la réalisation difficile.

Tout a changé en effet dans l'existence des nations depuis trente ans.

La vie a dû subir des variations et se plier aux exigences que lui ont apportées les découvertes et le progrès.

Le travail multiplié à l'infini, grâce à l'intronisation des machines, a rabaissé le prix de main d'œuvre, et le salaire est resté insuffisant, devant le renchérissement des matières premières, de là cette application de la femme, pour maintenir l'équilibre budgétaire au sein de la fa-

mille, à des travaux auxquels elle était étrangère jusque-
là.

De là cette abdication des fonctions maternelles, ces
conditions défectueuses, agitées, impropres au développement normal des enfants !

Aussi, sous l'influence de pareilles données, depuis
un siècle, plus de 17 millions d'enfants ont péri, aux
dires de M. le Dr Rodet.

Sur 900.000 et quelques naissances, en moyenne, la
France paie aussi une dîme mortuaire de 160,656 enfants chaque année, à ce grand minotaure, qui a nom
mortalité des enfants nouveau-nés. Chez la plupart ce
sont les phénomènes nerveux qui président à leur entrée
dans ce monde, comme aussi à leur envolée rapide, de
telle sorte qu'il ne serait pas hors de propos, sous le rapport de leur existence, de les comparer à ces éphémères
que nous voyons par les soirées d'été et d'automne, tourner quelques instants autour de la lampe de la vie, de la
lumière, et dont les frêles cadavres ne tardent pas, comme
eux, à joncher le sol, ensevelis dans leur robe blanche
d'innocence !

Aussi sur ce chapitre, qui s'adresse à l'enfance issue
de parents nerveux, nous nous trouvons placés dans la
triste nécessité d'enfreindre la règle générale, qui confie
l'allaitement du nouveau-né au sein de sa mère, et nous
sommes conduits à lui créer un mode spécial d'alimentation.

C'est dans ce cas que se place, avec légitimité, l'allaitement mercenaire (sein mercenaire), et que s'impose, par suite, le choix d'une nourrice.

Quant à l'alimentation artificielle par le biberon, phylloxera de l'enfance, nous dirons qu'il est défectueux, en raison de la mortalité excessive qu'il engendre, ainsi que nous nous sommes attachés à le démontrer, dans notre thèse inaugurale et, bien avant nous, à des époques différentes, MM. les docteurs Brochard, Monol, Guérin, Bouchardat.

Cette méthode artificielle donne plus communément lieu en effet, à cette maladie à laquelle M. le professeur Parrot a attaché son nom ; nous entendons parler de l'atrepsie et des phénomènes nerveux, conséquences inévitables en pareille circonstance.

Les phénomènes qui se rattachent à ce mode de nutrition, ne peuvent donc que se surajouter à la prédisposition héréditaire.

En effet, l'enfant élevé au biberon, envisagé dans ses fonctions de relation de mouvements, accomplis par tout être organisé en voie de développement, laisse beaucoup à désirer.

Dans la zône étroite que lui a départie la nature, le monde extérieur lui échappe, ce monde où il semble placé comme un point d'interrogation.

Les organes des sens, principalement ceux du toucher, ne s'exercent pas d'une façon suffisante.

L'enfant élevé au biberon nous apparaît comme un enfant raide, peu malléable, impressionnable, il semble que cet être soit dénué de cette chaleur naturelle et vivifiante que procure le nid maternel, et que la mort vienne, à différentes reprises, projeter sur lui ses tristes reflets.

Aussi, voyez-le dans son berceau, voyez de quel air pénible, malheureux, mais résigné il tient d'une main le tube grêle, aspirateur de l'appareil avec lequel il n'a que quelques points de contact, tandis que l'autre bras, croisé sur la poitrine, comme une sentinelle au port d'armes, laisse à découvert une petite main crispée et repliée dans le vide, cherchant en vain à saisir ce moelleux coussin qui est la mamelle de sa mère, remplacée ici par le ventre froid de l'appareil, qu'il ne peut pétrir de ses ongles roses !

Il en résulte une inaccoutumance au contact, des surprises, des soubresauts, des signes de crainte qu'on lit dans son regard, lorsqu'on vient à toucher cet enfant ou à le remettre en possession de son ustensile, qu'il ne mène pas à sa guise, qui l'agace, et que nous lui voyons saisir parfois avec les transports coléreux et les agaceries d'un petit oiseau-mouche.

Il semble donc que l'enfant soit impressionné par les surfaces des corps trop grossiers, notamment par le biberon, corps dont il ne peut parcourir toute la forme, et contre lequel il butte, pour ainsi dire, choc qui a pour résultat de déterminer des sensations sensitives nerveuses et motrices réflexes.

Si nous devons donc rejeter le biberon, dans l'intérêt général des enfants, pour les motifs que nous venons d'exposer, à plus forte raison, prononçons-nous contre lui l'ostracisme dans l'allaitement des enfants nerveux issus de parents nerveux !

CHOIX D'UNE NOURRICE

Le choix des nourrices, pour l'élevage du nouveau-né en dehors de sa mère, a attiré de tout temps l'attention des médecins.

L'antiquité s'en est préoccupée avec Quintilien dans son traité *De Oratore*; elle s'inquiète avec lui des qualités que doit posséder la nourrice à qui on devra confier l'éducation physique d'un nouveau-né destiné à fournir carrière d'orateur.

Nous ne savons jusqu'à quel point les qualités physiques d'une nourrice peuvent exercer une influence déterminée sur les facultés morales et intellectuelles à venir d'un enfant.

Sans point de départ, nous ne pouvons considérer cette opinion que comme hypothétique.

Il n'en est pas de même pour ce qui concerne la diathèse nerveuse chez l'enfant, par telle ou telle nourrice.

Au point de vue du choix de la nourrice, tous les auteurs modernes concordent avec les anciens.

Ætius demandait que la nourrice eût enfanté deux ou trois fois.

Ætius quæ bis aut ter perperit (tit. I, serm. III).

Quant aux qualités physiques, **M.** le professeur Fonssagrives les résume dans le portrait suivant qu'il trace, de la nourrice type :

« Elle doit avoir de vingt à trente ans, plus jeune elle
« aurait moins d'aptitude. La santé accusée par des pro-
« portions heureuses, le coloris du teint, la blancheur et
« l'intégrité des dents ne doit rien laisser à désirer, la
« couleur brune des cheveux est une condition favo-
« rable, mais elle doit être en harmonie avec celle de la
« peau.

« Des cheveux noirs avec une peau très fine, blanche et
« rosée sont en effet assez souvent la livrée du lympha-
« tisme et même de la scrofule.

« La constitution doit être saine et vigoureuse et le
« tempérament sanguin.

« La santé doit être exempte de toute tare héréditaire
« ou personnelle, son lait doit être abondant, de bonne
« qualité, d'un âge qui ne s'éloigne pas trop de celui de
« l'enfant.

« Il faut exiger de l'organe qui le fournit une confor-
« mation telle que le nourrisson s'y attache aisément, et
« en tire sans trop d'effort l'aliment qui lui est destiné.

« Son caractère enjoué, son humeur égale, son attache-
« ment à ses devoirs, sa patience, sa moralité complé-
« tent ce type que la théorie propose et que la pratique
« poursuit en vain. »

Il faut, en effet, très souvent, sacrifier quelques unes des
conditions recherchées si l'on veut en rencontrer quelques
autres.

Aussi les qualités essentielles se trouvent-elles dans
l'aptitude à la lactation, et dans l'état de la nourrice,
indemne de toute affection chronique, lymphatisme, scrofule, phtisie.

La menstruation persistante pendant l'allaitement, l'état
de grossesse, devront être des motifs d'exclusion pour
l'enfant nerveux.

Elle devra avoir un tempérament calme, éviter les
émotions, les querelles et les soucis du ménage.

On possède en effet des exemples de répercussions morales sur la santé des nouveaux-nés qui ont été pris de
convulsions et qui en sont morts.

C'est ainsi que Petit-Radel rapporte l'histoire d'un
enfant saisi de convulsions pour avoir tété sa mère qui
venait d'être maltraitée.

Boerhaave assure qu'un enfant fut pris de convulsions
pour avoir tété le sein d'une mère ivre.

Enfin, les *Annales de littérature Britannique* rapportent le cas d'un nouveau-né, frappé de mort à la suite
de la frayeur éprouvée par sa mère.

3

Le Dr Contesse cite de son côté des faits du même genre (1837).

La nourrice devra également être sobre, et ne point se livrer à la boisson.

Elle se nourrira convenablement, évitera de manger de l'ail, fuira les viandes salées et fumées, la viande de porc, aliments qui, ajoutés à l'usage intempestif du vin pur, retentiraient fâcheusement sur son nourrisson nerveux.

Le vin pur et les boissons fermentées, pris en trop grande quantité, suffisent pour rendre épileptiques des nourrissons.

Les exemples ne sont pas rares, et la maladie souvent semble n'avoir pas d'autres causes.

Quant au nombre de repas que doit faire l'enfant à la mamelle, ils varient suivant sa force, celle de sa nourrice et l'abondance de son lait.

On doit en général mettre deux heures d'intervalle entre chaque tétée.

Le lait ne distendra pas trop l'estomac de l'enfant, de cette façon on évitera les troubles gastriques et la diarrhée.

Chaque fois que l'enfant s'agitera et criera en remuant ses bras, en tournant la tête à droite et à gauche, à la recherche du sein, ou bien en suçant le bout de son doigt, la nourrice devra lui offrir le sein.

EMMAILLOTEMENT OU VÊTEMENT

> Les vêtements des enfants
> semblent moins faits pour
> leur bien-être, que pour la
> coquetterie de leurs mères.
>
> (FONSSAGRIVES).

Si l'on s'est bien pénétré de cette considération, on comprendra que les vêtements du nouveau-né ne doivent avoir d'autre but que de le préserver du froid et de s'opposer à la déperdition trop grande de la chaleur qu'il produit.

Comment, à l'heure actuelle, expliquer encore l'usage du maillot, que nous ne pouvons considérer que comme une camisole de force appliquée à l'enfance.

J. J. Rousseau et Montaigne ont tour à tour tonné contre une pareille application.

Montaigne a dit : « Les liaisons et emmaillotements des enfants ne sont plus nécessaires (*Essais*, Livre II, chap. XII). »

L'usage du maillot remonte dans la nuit des temps. Il existe, dit à ce sujet M. Fonssagrives (*Entretiens familiers sur l'hygiène*), une peinture de Pompéï, qui représente une actrice tenant dans ses bras un enfant enveloppé, bras compris, dans les circulaires serrés d'une bandelette de laine, qui le transforme en une sorte de momie. On doit en conclure que les anciens connaissaient l'usage du maillot.

L'inconvénient le plus sérieux, c'est qu'il comprime les organes et les membres de l'enfant.

Il en résulte des déformations et de la gêne dans les organes de la respiration et de la circulation.

Les Siamois, aux dires de M. le Loubère (Paris, 1691, *Du royaume de Siam*), n'emmaillotent pas leurs enfants, et cependant leur taille ne laisse rien à désirer au point de vue esthétique.

Plutarque (dans sa *Vie des grands hommes*, Lycurgue) nous apprend qu'à Lacédémone les enfants n'étaient pas emmaillotés ; les nourrices étaient adroites, dévouées, elles les élevaient sans langes, et, par ce moyen, elles les rendaient plus dispos de leurs membres, mieux formés et de plus belle et gentille corpulence (Trad. d'Amyot).

Pour éviter les inconvénients du maillot, quelques auteurs sont tombés dans des exagérations graves, c'est ainsi qu'ils prescrivent de vêtir l'enfant de façon à ce que tous ses mouvements soient parfaitement libres.

C'est là la coutume anglaise, qui dépasse le but recherché.

Il expose en effet l'enfant à toutes les causes des refroidissements, par l'introduction des vêtements flottants, et à cet inconvénient qui consiste à laisser répandre partout les excréments.

Le juste milieu peut être cependant atteint.

Sera bon tout vêtement qui permettra le jeu des membres de l'enfant et le fonctionnement de ses organes, et qui conservera en second lieu, à son corps, une température douce et uniforme.

Ces considérations, pour l'enfant issu de parents nerveux, sont de la plus haute importance, l'enfant nerveux, étroitement emmailloté, s'irrite très facilement de l'inertie dans laquelle il se trouve placé, il crie, grimace, fait des efforts superflus ponr s'affranchir de l'étau dans lequel il se trouve enclavé, pleure et se congestionne ; de là des convulsions.

Il faut donc que le vêtement de l'enfant en général, et de l'enfant nerveux en particulier, soit composé d'une chemise, d'une brassière, laine ou coton, suivant l'époque de l'année et d'un fichu pour le cou, puis, en dessous, d'un lange en fil, d'un autre en coton et d'une couverture, robe ou sac en laine ou en coton suivant la saison.

Il faut maintenir toutes ces différentes pièces au moyen de liens, et rejeter l'emploi de toute épingle, car les enfants peuvent être involontairement piqués et une seule piqûre à un âge aussi tendre suffit pour donner au nouveau-né des convulsions.

Il faut aussi pour les enfants nerveux s'assurer de la finesse des linges, pour ne point provoquer par leur rudesse des érythèmes cutanés pouvant impressionner le système nerveux périphérique et, par action réflexe, déterminer des phénomènes d'éclampsie.

Ce mode d'habillement ne gênera pas ainsi les mouvements de l'enfant.

Car il faut surtout que l'enfant puisse mouvoir, en toute liberté, ses membres supérieurs et exécuter ainsi, facilement, les divers mouvements confiés aux articulations.

Les corsages s'ouvriront et se fermeront par derrière, les manches seront larges et sans poignets, les entournures grandes.

Toutes les précautions que nous venons d'énumérer seront prises en grande sollicitude si l'enfant nerveux est né avant terme, parce que les dangers de refroidissement pour lui sont plus grands, il a en effet moins de force pour respirer et pour téter et la surface de son corps fournit davantage à la déperdition de la chaleur.

A l'influence incontestée de la naissance prématurée, s'ajoute en effet cette action du refroidissement, que les statistiques des Drs Billard et Vallein ont mis hors de doute, influence notée dans des temps plus reculés par Hufeland, puis par Villermé, *Annales d'hygiène*, 1829, tome II, confirmée encore de nos jours par le Dr Maher, Rochefort, 1874, par le Dr Lombard, de Genève, par le Dr Marmisse, de Bordeaux et par M. le Dr Bertillon, dans son *Rapport au Congrés international d'hygiène*, 1878).

Il est donc nécessaire que ces enfants, et à plus forte raison les enfants nerveux, soient chaudement vêtus et que leur ventre soit enveloppé dans une ceinture de flanelle (Barthez et Rilliet).

M. Edwards (*Influence des agents physiques sur la vie*, 1824), ajoute de son côté : « un sage instinct porte les mères à maintenir leurs enfants chaudement. »

Messieurs les Drs Donné, Béclard et Bouchut (*Hygiène de la première enfance*, Paris, 1866, 5me édition), s'élèvent contre l'usage de la flanelle pour les enfants arrivés à terme dans de bonnes conditions.

Elle développe chez eux, disent-ils, des transpirations abondantes qui les affaiblissent et ne saurait convenir qu'aux enfants chétifs qui ont besoin de soins spéciaux, lesquels sortent des règles générales de l'hygiène.

Or, une telle application nous semble bien opportune pour les enfants nerveux, très susceptibles et impressionnables.

Il convient, à notre avis, de les mettre à l'abri de toute impression par l'usage de la flanelle.

« En résumé, il semblerait légitime que l'enfant fût
« habillé pour lui et pour son propre bien être. Malheu-
« reusement il trouve auprès de son berceau, deux fées
« malfaisantes, la routine et la mode, et ce sont elles
« qui se chargent de son trousseau : l'une exige que la
« tradition soit respectée, alors même que la tradition
« est incommode et irrationnelle ; l'autre, despotique,
« comme on sait, s'inquiète moins de savoir si un vête-
« ment est incommode que s'il est nouveau, et nos pro-
« menades fourmillent de ces nouveaux-nés qui, coiffés
« de chapeaux incommodes, transformés en étalage de

« lingerie luxeuse, font, de bonne heure, la douloureuse
« épreuve de la vanité humaine.

    « Au reste, l'influence de la mode est acceptée comme
« un fait accompli, elle le tyrannise au berceau, c'est
« elle qui taille sa robe prétexte, c'est elle qui lui taillera
« sa robe virile, il faut en prendre son parti. »

(Dr FONSSAGRIVES).

Doit-on couvrir la tête des enfants nerveux?

Bien que les opinions à ce sujet soient différentes, et
que certains peuples, notamment les Anglais, aient la
coutume de la laisser découverte, et suppriment le bonnet
à leurs bébés dès les premières semaines, nous ne pouvons
nous empêcher de conseiller, dès les premiers jours de
la naissance, le béguin de toile sous le bonnet, surtout
si l'enfant est venu au monde dans la saison d'hiver,
ou s'il se trouve placé dans une chambre basse, humide,
à murs suintants, exposée au nord, à plancher carrelé,
ou formé de terre humide tassée, comme on l'observe à la
campagne, dans certaines contrées de France, nous dirons
même dans les quartiers excentriques des grandes villes,
et notamment Paris, où les familles prolétaires, placées
entre la lisière des fortifications et l'expiration de la grande
ville, s'efforcent chaque jour, mais lentement, de s'appro-
cher davantage du grand courant de la civilisation et du
bien être !

Si nous exigeons que pendant la saison d'hiver, l'enfant soit préservé du froid par les vêtements, nous n'approuvons pas que pendant l'été, des vêtements trop chauds l'étouffent.

Lorsque la saison est chaude, l'enfant nerveux sera vêtu de façon à ne pas être incommodé par la chaleur.

On a souvent cité la méthode anglaise, comme donnant de bons résultats. Dans cette coutume, il est vrai qu'on découvre progressivement les membres pour les mettre à l'air libre, mais cela n'a lieu qu'après la première année, c'est-à-dire à une époque où les enfants commencent à faire de l'exercice et à manger.

A partir du sixième au douzième mois, les vêtements du jour devront être remplacés pour la nuit par une simple chemise de toile ou de flanelle dépassant l'extrémité des pieds et des mains de vingt centimètres de façon à permettre de nouer avec un lien la chemise à une certaine distance des pieds et des mains. Dans cette situation, l'enfant aura toute latitude de remuer bras et jambes, de se tourner et de se retourner dans le lit et il ne sera pas exposé aux refroidissements nocturnes.

Quant au berceau et à sa garniture, on devra se servir pour l'enfant nerveux, d'un berceau à claire voie, soit en bois, soit en fer ; les matelats seront faits avec du varech, et reposeront sur des paillasses, garnies d'avoine ou de feuilles de maïs renouvelables. La plume de canard ou d'oie, la plume en général ne saurait être hygiénique.

Le berceau sera muni de rideaux qu'on aura soin de

fermer sur l'enfant, afin de le mettre à l'abri des rayons du soleil trop vifs pendant l'été, et capables par leur action sur l'organe de la vue, de lui créer des affections catarrhales, oculaires, ou méningitiques.

Le berceau sera placé dans une chambre établie au midi et l'on devra s'attacher à ce que le plus grand calme et le plus profond silence y règnent, de telle sorte que le sommeil de l'enfant n'y soit pas troublé.

DENTITION

> Dent blanche, comme cristal, voire,
> Ainsi que neige, ou blanc ivoire,
> Dent qui sent bon, ainsi que baume,
> Dont la beauté vaut un royaume.
>
> (X.)

La dentition constitue pour les enfants en général et les enfants issus de parents nerveux une phase grave, pleine d'écueils.

Elle donne lieu, en effet, chez beaucoup d'entre eux à des convulsions et à de la diarrhée ou entérite, cette dernière survient sous l'influence d'actions réflexes.

Ces convulsions que les commères appellent encore coliques internes et qui sont une espèce d'éclampsie réflexe des nouveaux-nés deviennent redoutables chez les enfants nerveux.

Les convulsions peuvent se rattacher chez les enfants soit à l'évolution des premiers groupes dentaires, soit à la présence des vers.

Ces convulsions provoquées par les troubles digestifs et par l'évolution dentaire, affectent deux formes, l'une légère, l'autre grave. L'enfant, dans la première, présente les symptômes suivants : ses yeux sont à moitié ouverts mais les prunelles sont voilées, par suite du strabisme ascendant, sa figure présente l'expression du rire sardonique, ou celle de la colère ; sa respiration est tantôt profonde, tantôt superficielle, ses membres éprouvent des soubresauts de temps à autre, ses doigts sont fléchis, dans la main recouvrant le pouce. Les jambes sont attirées vers le ventre, et les orteils sont écartés.

Le plus léger bruit, le plus simple attouchement, font sortir l'enfant de son sommeil, en sursaut, il crie alors ou gémit, s'agite en se tordant, signe du malaise qu'il ressent.

Des vomissements de substances non élaborées, après une expulsion abondante de gaz ou une copieuse évacuation de matières fétides, viennent mettre fin au développement ultérieur de tous les symptômes. Mais ils peuvent se montrer plusieurs jours de suite en s'accompagnant de fièvre à exacerbation nocturne et d'amaigrissement rapide et sensible, tel est le cas dans la fièvre de la dentition.

Dans la **forme grave**, éclampsie vraie de l'enfance,

ainsi que l'a signalé le professeur Trousseau, on doit considérer trois périodes :

1° Celle des contractions toniques caractérisée par une dureté et une raideur telle des muscles affectés que des efforts énergiques restent parfois impuissants.

2° Celle des contractions cloniques caractérisée par des mouvements alternatifs de contraction et de relâchement sur lesquels la volonté ne saurait avoir aucun empire.

3° Celle de collapsus ou de coma résultat d'une congestion encéphalique, ou d'épuisement de l'incitabilité nerveuse.

Notre intention n'est pas de donner ici de plus longs développements à cette forme grave de convulsions, nous nous contenterons d'en donner une courte étiologie.

Il nous faut citer, en première ligne, l'hérédité, les maladies débilitantes, le rachitisme.

Les enfants qui doivent le jour à une mère hystérique sont sujets à être éclamptiques, de même queceux dont les mères ont éprouvé de fortes émotions morales, pendant la gestation.

L'enfant nerveux ne devra donc pas être élevé par sa mère qui est hystérique, mais par une nourrice mercenaire.

Les diarrhées, les hémorrhagies, les cachexies diverses en appauvrissant le sang, en altérant la nutrition générale augmentent le pouvoir excito-moteur des centres convulsifs, tout en empêchant l'action modératrice du cerveau.

L'ossification retardée des os du crâne favorise l'action de certaines causes déterminantes de ces phénomènes nerveux qui donnent à l'enfant un tempérament nerveux.

Enfin les troubles digestifs, le régime alimentaire des nouveaux-nés, d'autre part, la constipation, la rétention du méconium ou dureté des fèces si c'est plus tard, l'influence de l'intoxication saturnine ou paludéenne, l'action du tabac sur la lactation ainsi que l'a signalé le Dr Brochard à la Société française d'hygiène, se trouvent être autant de causes puissantes des accidents convulsifs.

L'évolution des dents, le prurit qu'elle provoque et la douleur des gencives deviennent des causes occasionnelles de convulsions plus graves que les autres, parce qu'elles peuvent, par leur persistance, conduire à quelque lésion cérébrale, susceptible de laisser à sa suite la paralysie partielle et l'imbécillité.

L'athrepsie et l'atrophie infantiles augmentent chez les enfants cette prédisposition aux affections nerveuses.

Les attaques qui se montrent dans de semblables conditions revêtent un caractère grave, les enfants succombent en effet, au milieu de quelques accès ou ils meurent frappés d'affection irritative du cerveau, d'hydrocéphalie, ainsi que l'a signalé le Dr Marshalhal.

La dentition s'effectue en deux sens, la première se compose de vingt dents, dont dix en bas et dix en haut, savoir :

Quatre incisives.

Deux canines.

Quatre petites molaires.

On les appelle dents de lait. Vers l'âge de 7 ans elles font place à d'autres dents. C'est la deuxième dentition.

La première dentition s'effectue en cinq groupes. Les filles semblent plus précoces que les garçons. La première dent apparaît chez elles, vers le sixième mois et vers le septième chez le garçon.

Il existe des exceptions, on voit en effet des filles ne montrer des dents qu'à dix-huit mois, et il est des garçons qui en montrent vers quatre ou cinq mois.

Dans le nombre il en est qui naissent avec des dents.

On cite à cet égard Mirabeau, Louis XIV. L'année dernière, au mois de juin 1881, la presse signalait la naissance de trois enfants avec deux dents chacun, et tous trois de la même mère.

Ordinairement, les groupes de dents naissent par séries. Chaque groupe met le temps suivant à se développer :

Le premier groupe de un à dix jours, le deuxième groupe et le troisième de un à deux mois, le quatrième et le cinquième de deux à trois mois, entre chacun de ces groupes, il existe un temps d'arrêt.

Les dents canines ont celles qu'il faut redouter le plus, car leurs racines sont longues, et elles se trouvent étranglées, pour ainsi dire, entre les incisives et les petites molaires dans leur développement.

Les dernières molaires sont moins à redouter, en raison de l'espace qui leur est dévolu.

Les accidents de la dentition sont locaux ou généraux.

Locaux . . $\left\{\begin{array}{l}\text{Rougeur.} \\ \text{Gonflement des gencives.} \\ \text{Salivation abondante.}\end{array}\right.$

Si ces accidents réagissent sur l'organisme, ils deviennent généraux, par conséquent plus graves.

Généraux . $\left\{\begin{array}{l}\text{Fièvre.} \\ \text{Éruption à la peau.} \\ \text{Bronchite.} \\ \text{Diarrhée.} \\ \text{Convulsions.}\end{array}\right.$

Traitement des accidents de la dentition.

Contre les symptômes locaux il faut maintenir l'enfant à une température convenable, lui donner un morceau de guimauve, lui frotter les gencives avec du miel.

Si le gonflement est intense il y a lieu quelquefois d'inciser les gencives.

Dès que l'enfant nerveux se montre souffrant, de la pousse des dents, le premier devoir de la nourrice est de supprimer toute autre nourriture que le lait, surtout si l'enfant est atteint de diarrhée, de vomissements et de coliques.

On reconnaîtra les coliques chez l'enfant à ses cris répétés et prolongés, à la crispation, à l'étirement de ses

traits, à la tension du ventre, tandis que les **membres
inférieurs** sont allongés et repliés tour à tour, avec violence.

En l'absence du médecin, on devra traiter cet accident par
la diète, les tisanes adoucissantes, riz, guimauve, feuilles
d'oranger et petits bains tièdes à 32°.

Dès qu'un enfant est atteint de convulsions, il convient
de desserrer ses langes, de lui faire boire de l'eau de fleur
d'oranger, ou de prendre de l'eau sucrée avec trois ou quatre
gouttes d'éther. On lui appliquera en même temps sur les
jambes et les cuisses des cataplasmes chauds de farine de
lin, légèrement saupoudrée de farine de moutarde.

Dans les cas de coryza, où la voix de l'enfant est modifiée, il peut en résulter de l'inflammation de la mu-
queuse nasale, et par suite de l'asphyxie.

On ne doit alors négliger aucun moyen d'y remédier.

On fait alors quelques fomentations dans les narines au
moyen d'une plume imbibée d'huile tiède.

Si le rhume atteint la poitrine, ce que l'on reconnaît à
la toux, à l'oppression et aux râles, on peut appliquer une
feuille de papier sans colle graissée de suif sur le devant
de la poitrine, et faire vomir l'enfant avec du sirop d'ipé-
cacuanha.

La diarrhée, qui est un accident de développement de
l'enfant, se présente sous deux formes, quelquefois les
selles sont liquides, légèrement jaunâtres. Elles renferment des grumeaux de lait caillé.

Lorsque cette diarrhée devient verte, comme cela s'observe dans les troubles nutritifs et dans ceux qu'engendre la dentition, on devra recourir aux lavements d'eau albumineuse et de sous-nitrate de bismuth à la dose de 0,60 à 1 gramme.

A ce moyen, on peut ajouter des cataplasmes, du sirop de coing et du carbonate de magnésie, à la dose d'une cuillerée à café avec un quart de verre d'eau sucrée que l'on donne de temps en temps dans le courant de la journée.

Constipation.

L'enfant, d'un autre côté, peut être constipé, il faut alors lui donner des lavements laxatifs, tels que ceux de mauve, d'huile, de miel, de mélasse, lui administrer du sirop de chicorée, lui faire prendre des bains, enfin le meilleur remède est le changement de nourrice.

Pour ce qui a trait aux conséquences de l'alimentation prématurée, on les évitera, en ne l'appliquant qu'à partir du sixième au neuvième mois.

Elle se composera alors de bouillons, de soupes claires, on ajoutera au lait du riz, du tapioca, plus tard viendra le tour des soupes au beurre.

Les convulsions auxquelles nous fait assister la dentition, chez les enfants, peuvent être souvent attribuées à la présence des vers :

Ascaride lombricoïde.

Oxyure vermiculaire.

Tricocéphale dispar.

Et plus rarement, tœnias, solium et médiocanellata.

Tous vivent en parasites dans l'intestin de l'enfant.

Le lombricoïde est, par excellence, le ver de l'enfance.

M. Pétit de Lyon (Paris 1807) rapporte le cas d'un enfant de Roanne qui en rendit 2500 en 5 mois. « Il lui en sortait par la bouche et le nez. »

La préférence des vers pour l'enfance doit être attribuée aux conditions mêmes de leur âge, à leur développement, à la fréquence des flux intestinaux à cette époque de la vie.

Il faut tenir compte aussi de l'alimentation capricieuse à laquelle ils sont soumis, légumes, fruits verts, laitage matières sucrées ou féculentes, et de l'abandon dans lequel ils vivent à la campagne, buvant de ci de là aux sources plus ou moins saines.

L'hérédité jouerait, prétend-on, un certain rôle.

On a également cité comme causes prédisposantes, les fièvres éruptives, rougeole, variole, et surtout la fièvre typhoïde.

La présence des vers n'est pas toujours révélée chez les enfants par des symptômes convulsifs, mais lorsqu'ils doivent avoir lieu, on assiste à l'avance aux symptômes suivants tracés par les auteurs.

L'enfant a le teint terreux, le visage bouffi, les yeux cerclés de noir, les paupières bleuâtres, les pupilles dilatées.

Du côté des voies digestives, la langue est saburrale, l'haleine est fétide. L'enfant salive, le nez devient le siège d'un prurit, il se produit des saignements de nez, l'appétit s'exagère, le ventre se ballonne, on constate de la constipation ou de la diarrhée, des selles glaireuses et sanguinolentes, des démangeaisons à l'anus, de l'incontinence d'urine, des palpitations de cœur, de l'irrégularité dans le pouls, de l'amaigrissement, du marasme.

Parmi les troubles cérébraux, il faut noter la céphalalgie, le vertige, le délire, la folie, le coma, la perversion des sens, la paralysie de la sensibilité générale, les convulsions, l'hystérie, l'épilepsie, la chorée.

Ces symptômes ne se rencontrent pas tous réunis, quelques uns seuls existent, tels que les douleurs abdominales, coliques, ballonnement de ventre.

D'autres fois, c'est une faim exagérée et des alternatives de diarrhée et de constipation ; d'autres fois, c'est du prurit au nez et de l'agitation dans le sommeil.

Pour ce qui regarde les troubles généraux de nature réflexe, nous les trouvons signalés par les observations du docteur Bouchut.

Gazette des hôpitaux, 1867 avril. Accidents comateux chez un enfant de deux ans atteint de lombrics ; expulsion, guérison.

Épilepsie vermineuse, fille de douze ans ; expulsion, guérison.

(*Journal de médecine et de chirurgie pratique* 1861. Tome 32. page 295).

Chorée vermineuse (*Gazette des hôpitaux*). M. le Dʳ Meunier. Thèse de Paris 1867. Accidents hystéro-épileptiques, fille de quinze ans. Guérison, expulsion.

Ces troubles ne se produisent que chez les enfants prédisposés héréditairement aux affections nerveuses.

Ces troubles toutefois ne sont que temporaires, car ils ne sont provoqués par aucune lésion anatomique et ils cessent dès que que l'organisme s'est débarrassé de la cause, c'est-à-dire du parasite qui les a déterminés.

On pourra donc avoir des convulsions partielles ou générales.

Traitement.

La santonine est le plus usité de tous les vermifuges.

On la donne à la dose de 5 à 0,40 par jour pendant plusieurs jours.

M. Bouchut ordonne 0,05 à un enfant de deux ans et augmente de 0,05 par chaque année.

On administre la santonine pure ou avec de l'huile de ricin, on l'associe encore à la scammonée, au jalap ou au calomel, on en fait des biscuits, des pastilles.

Le semen-contrat, la mousse de Corse, l'écorce de

grenade jouissent aussi de propriété anti-helminthique.

La prophylaxie consiste à ne faire usage que d'eau pure filtrée, et pour ce qui regarde la nourriture, à bien nettoyer les aliments, et à les bien laver.

Après l'ascaride lombricoïde viennent les oxyures connus de toute antiquité.

Qu'on se figure un petit fil blanc long de 2 à 3 millimètres pour les mâles, et de 0,10 pour les femelles, et l'on aura la reproduction fidèle de ce parasite. Les mâles sont très rares, ils sont contournés, leur queue affecte la forme de spirale ; les femelles ont le corps droit et atténué en pointe.

Ces vers habitent normalement le gros intestin et surtout la partie inférieure du rectum ; leur nombre est considérable, ils s'agglomèrent parfois en masse et se reproduisent très facilement.

Aussi les enfants les conservent-ils pendant des années.

On les observe dans tous les pays, mais ils font surtout sentir leur présence en automne et au printemps.

Les symptômes auxquels ils donnent lieu consistent dans des douleurs sourdes ou lancinantes dans le rectum etc., à l'anus et dans du ténesme rectal.

L'enfant est pris de démangeaisons intolérables, que la chaleur du lit augmente, et que le froid semble soulager.

La présence de ces vers, dans le canal intestinal, se révèle par de l'amaigrissement, par l'altération des traits, par de l'irascibilité dans le tempérament de l'enfant.

A part ces symptômes, on peut aussi observer les phénomènes sympathiques que nous avons déjà signalés pour les lombrics : épilepsie, convulsions partielles, surdi-mutité, et à côté du prurit anal celui des organes génitaux, écoulement leuchorreïque et même vaginites ; comme aussi mauvaises habitudes (onanisme).

Traitement.

Les lavements d'eau froide pure mélangée à du vinaigre, les lavements sucrés, d'huile, de gros sel, une cuillerée à bouche pour 250 grammes de véhicule, la santonine, le calomel résument le traitement et contribuent à expulser les oxyures.

Les autres espèces de vers ne se montrent que très rarement.

Hufeland, au dire de M. Davaine, a vu cependant un enfant âgé de six mois à la mamelle, atteint du tœnia.

La présence des vers chez les enfants (intestin grêle et pylore) donne lieu à des troubles que nous avons signalés : troubles digestifs, exagération de l'appétit, irrégulier, parfois nul, diarrhée ou constipation.

Depuis quelques années, l'usage de la viande crue introduit dans la thérapeutique, a contribué beaucoup à la production des vers chez les enfants issus de parents anémiques ou phtisiques.

Aussi est-il de toute prudence de soumettre cette

viande crue à une coction suffisante pour détruire le tœnia, 75 degrés centigrades.

Traitement du tœnia. — Décoction de 15 grammes de racine de grenadier, pour un enfant au-dessus de 5 ans et de 20 à 40 grammes pour un enfant de 6 à 12 ans dans 750 gr. d'eau réduite à 500 grammes, à prendre en trois prises, à une demi-heure d'intervalle.

Le kousso, le plus puissant de tous, se prescrit à la dose de 4 à 8 grammes de fleurs pulvérisées jusqu'à l'âge de 5 ans, dans 250 grammes d'eau et 10 à 12 grammes, à partir de 6 à 12 ans.

On infusera un quart d'heure et l'enfant doit avaler le tout en une seule fois.

On administre l'huile de ricin, si après trois ou quatre heures la diarrhée n'est pas survenue.

On emploie aussi les semences de courge, 5 à 30 gr., d'amandes mondées et partie égale de sucre ; on en fait une pâte.

GOURMES OU CROUTES DE LAIT.

On doit leur appliquer un traitement local, qui consiste dans l'emploi des émollients, mais on ne doit espérer d'effets réellement utiles que du traitement général, dépuratif, dérivatif et tonique.

CHAPITRE VI

DE L'INFLUENCE DE LA CAMPAGNE SUR LE DÉVELOPPEMENT GÉNÉRAL DES ENFANTS ET DES ENFANTS NERVEUX

Tous les hygiénistes se sont accordés pour reconnaître que l'influence de la campagne agit d'une façon efficace sur le développement des enfants en général, et en particulier sur celui des enfants nerveux.

Il ne saurait en être autrement, si l'on songe aux modifications profondes que subit l'air atmosphérique dans les grandes villes. La quantité d'oxygène bien que restant la même, à la campagne qu'à la ville, ne laisse pas d'offrir toutefois dans cette dernière, et à Paris surtout, une plus grande proportion d'émanaitons animales et végétales.

Au sein des grandes agglomérations les détritus ou immondices déposés sur le sol, en grande quantité, ne tardent pas en effet, sous l'influence de la pluie et celle du soleil, à fermenter, d'où décomposition, et volatilisation imprégnant l'atmosphère de miasmes délétères.

Telle a été autrefois et est encore en Orient l'origine des

épidémies graves, typhus, choléra, qui déciment chaque année une partie de ces populations.

De nos jours, il faut le reconnaître, l'hygiène des villes, en un mot, la salubrité publique, a réalisé de grands progrès, grâce à la sollicitude des municipalités ; aussi nos grandes cités et Paris surtout, présentent-elles des garanties de salubrité, sérieuses.

Ces modifications avantageuses ont été apportées, par un système de pavage particulier, susceptible de faciliter l'écoulement des eaux pluviales et ménagères, par un système gigantesque et féerique d'égouts enserrant la capitale dans les mailles d'un filet souterrain inextricable, et écoulant silencieusement, à l'abri de toute évaporation, des eaux noirâtres et bourbeuses, que nous voyons se déverser en différents points de la Seine, tant en amont qu'en aval.

D'un autre côté, les artères ont établi de grands courants et renouvelé l'air.

Un bon système d'arrosage, des plantations d'arbres le long des boulevards et des voies fréquentées, plantations qui décomposent l'acide carbonique à tout instant, et purifient l'atmosphère, la démolition de vieux quartiers sont encore venus apporter leur concours à la réalisation de ces progrès, si impérieusement sentis.

Il reste, cependant, peut-être, encore à faire, en ce qui intéresse au sein même des grands centres, le séjour des industries particulières, dont la présence constitue de

4

mauvaises conditions atmosphériques pour le développement de la santé publique !

La salubrité des garnis, où la population productrice ouvrière se trouve entassée, constitue de nos jours une question intéressante, ne fut-ce qu'envisagée au point de vue des conditions dans lesquelles son enfance est appelée à se développer.

Les logements garnis de Paris ont en effet augmenté, considérablement, sous l'influence de la centralisation. En 1848, la population, envisagée sous ce rapport, s'élevait au chiffre de 33,285 individus.

En 1881, elle se chiffre par trois cent mille et quelques placés la plupart dans les plus désastreuses conditions de salubrité ; ces établissements où se réfugient la misère, la lutte avec la vie, sont, en général, bâtis sur le même type et dans des proportions exiguës.

On sait, en effet, que l'homme a besoin de 7 à 8 mètres cubes d'air pour sa respiration, cet air lui serait bien suffisant s'il n'était point altéré.

Il n'en est point malheureusement ainsi, car dans un endroit clos, le mélange des gaz ne peut être uniforme ; et sous l'influence de la respiration pulmonaire et cutanée, l'air ne tarde pas à subir une altération.

Les 8 mètres cubes d'air inspirés sont donc rejetés, mais l'air inspiré, à l'état ordinaire, ne renferme que 4 parties d'acide carbonique sur 10.000, tandis que l'air expiré en contient 4 pour 100.

Il en découle une production d'acide carbonique nuisible.

En tenant compte de l'absorption de l'oxygène, et du dégagement d'acide carbonique, mis en balance, pour établir le volume d'air nécessaire à la respiration, on a pu constater que la quantité d'air indispensable à l'homme adulte était de 23 mètres cubes, par jour, pour la femme de 15 et pour l'enfant de 9.

50 mètres cubes constituent la provision approximative d'un ménage composé de deux enfants, et représentent une pièce de 5 mètres de longueur sur 3 1/2 de large et 3 de hauteur.

Ces dimensions sont celles des appartements bourgeois mais combien, sur les douze mille cinq cents garnis de la capitale, échappent à ces conditions ?

Ajoutons que les lieux d'aisance à presque chaque étage dégagent, par le système des fosses, dans ces logements, un air empoisonné.

Les déjections accumulées et mélangées à l'écoulement des eaux, deviennent le point de départ par transport, des épidémies de fièvres typhoïdes que nous observons à l'état endémique dans certains quartiers populeux des villes, Paris entr'autres.

On conçoit ici dans quelles conditions d'inégalité se trouvent élevés les enfants des classes pauvres, des classes ouvrières des grandes cités, classes auxquelles semblent départis, par la destinée, la production sous ses différentes formes, et l'accroissement national.

Aussi la mortalité chez ces enfants, en raison des mauvaises conditions hygiéniques où ils se trouvent placés, est-elle considérable !

Aussi est-ce dans cette partie de la population que nous trouvons le plus d'enfants nerveux, issus de parents atteints soit de délirium tremens, soit d'ataxie locomotrice, soit d'atrophie musculaire progressive, sans compter les parents hystériques, épileptiques et hystéro-épileptiques.

A part la prédisposition imprimée à ces enfants, par les conditions de leur origine, il faut constater celle que leur impose, au point de vue physique, le milieu où se trouvent placés leurs corps chétifs, malingres, le plus souvent dans les rez-de-chaussée des quartiers excentriques, et par cela même, échappant, par trop, à la surveillance administrative, il faut le reconnaître ici.

Ces logis sont, pour la plupart, humides, bas de plafond, les murs y suintent l'humidité, et le soleil, ce rayon de l'enfance, y vient rarement faire son apparition.

Qu'elle soit au rez-de-chaussée, ou qu'elle habite sous les combles au sixième étage dans les mansardes, exposée tour à tour à l'action torride des chaleurs tropicales, et à la rigueur de la froidure des hivers, l'enfance à Paris n'en reste pas moins confinée dans un milieu étroit, où l'air ne se renouvelle pas assez, où se condensent les produits de la combustion des petits fourneaux portatifs, celle des cheminées et celle des produits d'ébullition nécessaires au ménage, ou des savonnages consistant en linges mouillés, étendus sur des cordes : linges de famille, brassières de l'enfant.

Ainsi placée, l'enfance se trouve condamnée au repos, l'espace manquant à ses évolutions naturelles. Aussi la voit-on occupée à des distractions qui ne sont pas de son âge.

C'est ainsi que l'enfant vieillit, devient nerveux, morose, sa santé s'altère, et la scrofule ne tarde pas à donner la main au rachitisme et à la myopie qui le guettent.

Les inconvénients qui découlent de l'éducation physique des enfants dans les grandes villes, nous engagent donc à conseiller leur séjour et leur développement à la campagne malgré la mortalité encore trop grande qui sévit chez ces enfants, même dans ce milieu, pourtant excellent, par suite de l'absence trop complète de l'esprit médical, dans les inspections, telles que les crée, encore à l'heure actuelle, le ministère de l'Intérieur.

De nos jours en effet, l'enquête officielle faite par l'Académie, a établi que la mortalité des nourrissons, villes et campagnes (dép. de la Seine) placés dans de mauvaises conditions d'alimentation, s'élève à la proportion de 51,68 pour 100.

Pour la campagne, elle s'élève à 25 pour 100, ce qui est déjà trop, puisque dans l'allaitement maternel la mortalité ne s'élève qu'à 16 pour 100.

Cette léthalité de l'enfance, excessive de nos jours, a eu son odyssée durant la guerre franco-allemande, durant le siège.

4.

La mortalité enfantine atteint, en effet, à cette époque une moyenne maximum de 21 pour 100.

Quelle dîme payée au sacrifice commun de la patrie !

Ce sont ces débris survivants, Reischoffen de l'enfance morte d'inanition et de marasme *pro patria*, que nous avons trouvés en 1872, recueillis dans les hôpitaux par la charité publique, privés désormais du foyer béni de la famille que la tourmente révolutionnaire et l'aveuglement des hommes avait engloutie sans pitié !

C'est aussi sur ces poitrines frêles, fragiles cloisons que nous nous sommes penchés, pleins d'angoisses, écoutant avec anxiété le sommeil timide de la France et le réveil de ce cœur qui recouvrait ses espérances et son harmonie dans le monde !

En laissant de côté, pour l'instant, ces considérations sur la mortalité qui est loin d'atteindre à la campagne le chiffre écœurant des enfants athrepsiés des villes, nous ne tairons pas les avantages réels qu'offre la campagne, au tempérament de l'enfant nouveau-né, nerveux.

La nourrice se trouve en effet, ne l'oublions pas, dans des conditions de calme, de tranquillité exigées en pareille charge.

Elle est à l'abri des excitations et des émotions inhérentes à la vie des villes, toutes causes qui retentissent, on le sait, sur la lactation et sur l'enfant même auquel elles créent un état convulsif, voisin de la mort.

Nous conseillerons donc d'élever les enfants et les

enfants nerveux à la campagne, dans ce milieu où l'air et l'espace ne sauraient être mesurés par centimètres cubes, et par centimètres carrés, mais bien par un horizon sans limites et par hectares.

L'enfance nerveuse s'en trouvera bien, et sera élevée loin de tout excitant physique et moral.

La nature dans sa sérénité lui formera un tempérament doux et le préparera avantageusement pour les luttes de l'avenir.

CHAPITRE VII

PUBERTÉ.

La puberté est cette période qui succède à l'enfance et précède la jeunesse, dont elle est le prélude.

Cette époque intéressante de la vie, doit être étudiée séparement dans chaque sexe, chez la fille et chez le garçon.

Avant la puberté, la femme n'offre aucun phénomène particulier, qui la distingue de l'homme du même âge.

Les fonctions jusque là sont restées les mêmes, et elle s'est trouvée soumise aux mêmes affections.

En raison du développement donné aux organes, à ce moment, en raison de la faculté que chaque sexe possède de concourir à la reproduction de son espèce, la puberté se manifeste sous deux rapports différents.

Elle présente des phénomènes qui appartiennent les uns à la vie matérielle ou organique, les autres à la vie intellectuelle ou psychique.

Suivant l'ordre tracé par la nature, nous voyons apparaître chez la jeune fille, les phénomènes du développement des facultés morales.

Ils consistent dans un goût marqué pour le repos, et la vie sédentaire.

La jeune fille ne se complaît plus aux jeux de son enfance, la poupée a disparu, elle se sent pénétrée de désirs vagues, et comme une autre Mignon, enlevée à sa patrie adoptive, les yeux fixés au ciel et suivant dans leur vol les nuages, au langage mystérieux, elle se complaît dans la solitude et la mélancolie !

D'autre part, son imagination vive vient ajouter à ses peines, de là ces goûts bizarres, ces sentiments de joie, de tristesse ou de colère, que rien ne semble justifier.

Au fur et à mesure que les organes éloignés auxquels sont dévolus de nouvelles fonctions se réveillent et répondent à l'appel de l'organe du sentiment, les diverses et nombreuses facultés intellectuelles se réveillent cependant et font place à cette perplexité fatigante dans laquelle se trouve la jeune fille pubère.

La jeune fille devient alors plus gaie, son langage est plus assuré, sa conversation s'anime et s'embellit.

Elle se trouve à cette phase de son existence que le grand naturaliste Buffon a appelée : « Le printemps de la nature, et la saison des plaisirs. » Telles sont les modifications intellectuelles.

Signes physiques de la puberté.

Avec le premier soupir de la jeune fille, avec les premiers sentiments vagues de rêverie, la taille prend un accroissement rapide.

Une secousse générale semble imprimée à l'organisme, la masse du tissu cellulaire prolifère, se dépose et se groupe au pourtour des saillies osseuses dont elle efface les côtés anguleux, et arrondit les formes.

La voix reçoit aussi des modifications, le larynx subit en effet un développement en harmonie avec celui de l'appareil génital ; lancé avec plus de force le sang colore et échauffe toutes les parties du corps.

Les yeux prennent une expression nouvelle et semblent communiquer cette flamme amoureuse, ce besoin d'aimer dont ils sont les interprètes.

Les organes de la production prennent de l'accroissement et deviennent le centre d'une concentration puissante d'excitabilité.

Cet excès de vitalité se distribue aux parties qui sont sympathiquement liées à la matrice et aux ovaires, et elles en ressentent presque instantanément d'importantes modifications.

C'est ainsi qu'on voit les mamelles augmenter de volume, s'arrondir et s'élever gracieusement.

Tous ces phénomènes sont les avant-coureurs du flux menstruel.

Cette suractivité qui se rattache à la puberté chez la jeune fille et qui a pour siège les différents organes de la génération et par action réflexe le système nerveux, engen-

dre chez elle des modifications profondes, dans l'excitabilité et la fonction normale de ses différents organes.

De là cet ictus nerveux domt les effets se traduisent si
souvent, soit par les phénomènes de l'hystérie et du côté
de la vie de relation par des mouvements désordonnés,
des contractures, danse de Saint-Guy.

D'autres fois, les phénomènes se bornent simplement à
des névralgies, points névralgiques intercostaux, sous-mam-
maires, à des anxiétés précordiales, à des baillements et
des pendiculations, à des douleurs lombaires, phénomènes
généraux qui viennent à disparaître avec l'apparition des
règles.

En effet, dès l'apparition sanguine qui varie suivan*t*
le climat, la constitution nationale ou individuelle, la
manière de vivre, l'éducation qu'on imprime à l'éducation physique et morale et qui chez nous se trouve
osciller entre treize et quatorze ans, l'exaltation vitale di
minue chez la fille pubère, une détente générale s'opère
dans toute son économie. Les yeux perdent leur éclat,
deviennent ternes, caves, s'entourent d'un cercle livide.

Tant de périls environnent la femme, à l'époque de la
puberté, qu'on ne saurait jamais mettre assez de soin à
établir les véritables principes sur lesquels repose l'intégrité des nouvelles fonctions qui apparaissent chez
la femme à cette période de sa vie, afin de mieux assurer le développement des phénomènes naturels qui précè-
dent, suivent ou accompagnent ces fonctions.

Dès qu'une jeune fille est parvenue à sa douzième ou treizième année, elle réclame, de la part des personnes chargées de veiller à son bonheur, une attention nouvelle.

Pendant la puberté, le système cérébral, comme toutes les parties de l'économie, d'abord troublé par le développement soudain d'une nouvelle faculté morale, finit souvent par en être tellement influencé qu'il lui cède toute son activité et semble n'agir que par son intervention.

Il s'ensuit que les soins réclamés par la jeune fille pubère doivent d'abord être dirigés vers l'exercice des facultés intellectuelles, afin d'en régulariser le développement.

A cet égard, nous dirons que l'éducation de ces jeunes filles, en supposant qu'elle soit sans inconvénient pendant l'enfance, a des dangers, dans les pensions, à l'époque qui nous occupe.

Il est difficile, en effet, de surveiller particulièrement chaque jeune fille confiée aux soins des personnes qui dirigent ces établissements.

Le danger consiste, en effet, dans l'intimité qui s'établit entre les mêmes filles du même âge.

On les voit alors se faire de mutuelles confidences, sur leurs plus secrètes pensées, elles se communiquent, par leurs camarades du dehors, des livres dont les pages brûlantes sont analysées avec d'autant plus de soin et d'ardeur que les institutrices ont eu la précaution de les proscrire.

Enfin, il arrive que des liaisons trop étroites, et trop intimes se forment, et que des habitudes funestes se contractent en peu de temps.

La jeune fille alors n'accorde plus à ses études la même attention, le même zèle, si ce n'est à la musique, dont les accents et les paroles expriment souvent l'état de son cœur.

Maussade, distraite et languissante, elle devient l'objet de reproches continuels.

Elle se montre rebelle à l'exercice et aux distractions qui peuvent seuls être salutaires.

Si l'époque de la puberté est l'époque opportune à laquelle il faut retirer de pension la jeune fille pubère et nerveuse, il ne convient pas encore de la lancer dans le monde.

On doit, au contraire, s'attacher à la mettre à l'abri de tout rapport avec les personnes de l'autre sexe, rapports qui ne sont pas sans dangers pour son imagination ardente.

On doit aussi la sevrer de la fréquentation des théâtres, comme ne pouvant que produire des sensations trop conformes aux goûts du moment.

Il faut aussi éviter d'exposer aux yeux des jeunes filles, des peintures lascives, même celles qui ne sont qu'une trop fidèle représentation de la nature.

Sous ce rapport, notre époque n'est que trop malheureusement vouée à un engouement littéraire malsain ; les romans empreints du plus grand culte pour le matérialisme conduisent la nation vers la décadence et la détournent chaque jour insensiblement des sentiments du beau, du vrai, du grand.

Le bon goût dégenère et s'égare ; l'intelligence se déprave.

Aussi ce genre de lecture contribue-t-il à fausser le jugement des jeunes filles, à les rendre nerveuses, et à les écarter des devoirs que la nature et la société imposent à leur sexe.

Nous sommes cependant bien loin d'interdire aux jeunes pubères tout espèce de travail intellectuel.

Ce n'est pas l'exercice du cerveau qui peut devenir dangereux à cette époque, mais seulement son excitation dans le sens de la faculté qui tend à se développer.

Ainsi, la jeune fillle pourra s'exercer à l'étude de l'histoire, de la géographie, du dessin et de la saine morale.

Dans cette lutte inégale où la nature est parfois sur le point de l'emporter sur les institutions sociales, il est urgent d'insister sur l'emploi de tous les moyens qui peuvent opérer une diversion aux opérations de l'entendement.

Parmi ces moyens, aucun ne saurait être plus efficace que les exercices corporels.

L'exercice que procure la voiture découverte, leur est une distraction souvent fort utile.

La danse et l'équitation sont des exercices hygiéniques pour elles, pris toutefois avec modération.

Traitement.

L'alimentation doit être placée au premier rang.

Ces aliments seront donc choisis dans les substances végétales qui sont d'une digestion facile, telles que les plantes herbacées, le laitage, les viandes blanches.

Le vin étendu d'eau, la bière légère, la limonade, les sirops de framboises, de groseilles, seront la principale boisson.

Les aliments salés ou fortement épicés ou aromatisés, les fruits acides verts, les liqueurs alcooliques, le thé, le café, et cette quantité de substances dont les filles se montrent fort avides à l'époque de la puberté, seront soigneusement prohibées !

Les bains tièdes seront de bons adjuvants du régime que nous venons d'indiquer.

Ils assouplissent en effet la peau, et favorisent la disparition des éruptions cutanées assez communes chez les jeunes filles à cette époque.

La seconde indication consiste à disposer favorablement les organes de la génération, il suffit, souvent, des plus simples moyens.

La promenade à pied, souvent répétée et portée jusqu'à un degré voisin de la fatigue, de légères frictions sur la partie interne des cuisses, les vêtements de laine, l'entretien de la chaleur autour de ces parties, l'habitation dans un lieu sec, suffisent le plus souvent pour amener l'apparition du flux menstruel.

C'est principalement à l'époque de la puberté, que les vêtements des jeunes filles réclament de l'attention. Aussi est-on unanime à blâmer l'usage des corsets, qui ont pour but de satisfaire la coquetterie des femmes, parfois de cacher quelques défectuosités, et qui, en général, ne sont pas sans dangers pour la poitrine, à un âge surtout où cette cavité prend du développement.

D'ailleurs, ne doit-on pas craindre qu'une compression exercée vers le cœur ne nuise à l'action de cet organe, et ne devienne la cause de ces palpitations qu'éprouvent fréquemment quelques jeunes filles, à cet âge.

Les filles d'une grande susceptibilité nerveuse se trouveront bien de l'application de ces règles d'hygiène.

On peut rapporter à trois états principaux la cause immédiate de la rétention des règles : une constitution nerveuse, un excès de forces et une débilité générale.

Ainsi, chez les jeunes filles d'une grande susceptibilité nerveuse, la révolution périodique s'annonce par des émotions variées qui les tourmentent et réveillent prématurément les organes sexuels. On voit survenir alors les anomalies les plus étranges et toutes les maladies qui en dépendent, telles que l'hystérie et la nymphomanie.

CHAPITRE VIII

DE L'INFLUENCE DU MARIAGE ENVISAGÉ RELATIVEMENT A LA SANTÉ DE LA FEMME NERVEUSE

La phase nouvelle dans laquelle vient d'entrer la jeune fille pubère diffère de celle qu'elle a parcourue jusqu'alors.

Sa situation nouvelle, avec les qualités que la nature vient de lui octroyer, lui imposent à titre de devoirs des liens qui lui étaient inconnus et qui constituent à l'état d'inviolabilité, le mariage.

Les statistiques relatives à la longévité ont prouvé jusqu'à ce jour l'avantage dont profitent à ce sujet les gens mariés sur ceux qui vivent dans le célibat.

Les raisons des avantages attachés à l'état du mariage s'expliquent par les secours mutuels et les compensations réciproques qui atténuent les peines de la vie, et qui existent dans le mariage ; « cette existence commune à deux êtres, qui entraîne chez l'un comme chez l'autre des manifestations physiques et morales douées des plus purs sentiments et qui introduisent dans les actes vitaux intellectuels et physiques l'ordre et la régularité.

Le premier souci des peuples, lorsqu'ils ont été organisés, a été de fixer par une loi réfléchie, l'âge auquel peut s'effectuer le mariage.

Quelque arbitraire que soit cette loi, elle n'en constitue pas moins la plus sûre garantie, du prolongement de la vie, de la force et de la santé des générations ; l'époque de la puberté parfaite n'arrive pas au même âge dans tous les pays. Aussi les législateurs respectifs de chaque nation ont-ils varié sur la fixation de l'époque du mariage, reconnaissant, toutefois, que la femme se trouvait plus précoce que l'homme. Si nous étudions l'antiquité à ce sujet, nous voyons que Lycurgue, afin de donner de vigoureux soldats, ne permettait le mariage qu'aux hommes de trente-sept ans. Solon, de son côté, avait fixé l'âge de trente-cinq ans, pour les hommes, et de vingt ans, pour les femmes.

A Rome, pendant plusieurs siècles, il fut interdit de se marier avant l'âge de quarante ans révolus. Celui des femmes fut fixé par Numa à douze ans, mais dans le seul but d'en faire de précoces instruments de plaisir. Chez les Germains, la nubilité était fixée à dix-huit ans, pour les filles et à vingt pour les jeunes gens. Aujourd'hui encore, cet âge, en Prusse, est de quinze ans, pour les femmes, et de dix-neuf, pour les hommes. En France, l'âge légal est de dix-huit ans, pour l'homme, et de quinze ans, pour la femme. Comme précepte général indiqué par Platon, l'hygiène conseille que l'homme ne se marie que de vingt-cinq à trente ans et la femme de vingt à vingt-six ans ! La statistique générale de la France a démontré que l'âge moyen des mariés, de 1856 à 1880, a été de vingt-neuf à trente ans, pour les hommes mariés et de vingt-six, pour les femmes, mais toujours une année plus tôt à la campagne qu'à la ville.

En France, la loi interdit le mariage pour les filles, avant quinze ans révolus.

L'autorité, pour des motifs graves, accorde ce qu'on appelle des dispenses d'âge.

Toutefois aucune précaution n'a été prise pour s'opposer aux disproportions d'âge qui existent dans un si grand nombre de mariages.

Aussi ne pouvons-nous nous empêcher de reprocher à nos institutions d'avoir sacrifié le bonheur des individus, aux chances probables d'une population et à l'ambition de parents qui font passer, malgré ses larmes, une innocente fille dans les bras d'un vieillard décrépit !

Le mariage est donc une bonne institution ; son rôle dans la modification du tempérament nerveux ne saurait être mis en doute.

Car en venant mettre un terme à la continence chez la femme, jeune fille pubère, elle conjure les convulsions épileptiformes hystériformes, les différentes lésions mentales, et ces maladies nerveuses, connues sous le nom de vapeurs, d'attaques de nerfs, dont elle se trouvait atteinte alors qu'elle était jeune fille.

L'enfance et la puberté ne sont pas les deux seules époques privilégiées des affections nerveuses chez la femme.

Les phénomènes nerveux qui se produisent chez elle, à ces deux différentes étapes de la vie, nous allons encore les retrouver au moment de la conception ou de la grossesse et à l'heure marquée de la ménaupose, autrement dit, âge critique.

Notre étude serait incomplète si nous nous arrêtions à moitié chemin, aussi allons-nous décrire, succinctement, ces phénomènes nerveux, appropriés à ces différents états chez la femme.

CHAPITRE IX

DE LA GROSSESSE ET DE SON INFLUENCE SUR LE TEMPÉRAMENT NERVEUX.

Avec la grossesse, la nature se trouve avoir réalisé son programme chez la femme.

C'est ici que s'impose pour toutes les femmes, l'obligation de se soumettre, non-seulement aux lois de l'hygiène générale, mais encore à quelques modifications spéciales découlant de leur situation propre et respective.

La femme enceinte doit être, pour les personnes de son entourage, l'objet d'égards tout particuliers, et d'une attention suivie, relativement à tout ce qui est du domaine des fonctions cérébrales.

Il faut, autant que possible, les soustraire aux impressions trop vives, pouvant affecter leur imagination, aux scènes tragiques.

Le fœtus, on le sait, vit en effet de la vie commune de la mère, et l'on ne saurait réfuter que les impressions pénibles perçues par la mère ne se réflètent pas sur l'enfant à cette époque.

Il est donc important de ménager le moral de la femme enceinte.

Il n'est point de circonstances dans la vie où les passions soient plus nuisibles que dans la grossesse.

La faiblesse qui se rattache à son organisation, pendant cette période de la vie, et la sensibilité qu'elle possède ont inspiré des égards à tous les peuples, et l'ont fait vénérer.

Aussi à ce sujet, dirons-nous qu'il serait très important pour l'enfant et la santé de la mère, de voir, du jour où la grossesse est certaine, cesser tout rapport conjugal jusqu'à la fin des couches.

Nous ne pouvons que répéter les vers de Scévole de Saint-Martin, dont le docteur Tytler a donné une élégante traduction :

Pour conserver les fruits de vos premiers plaisirs,
Réprimez désormais, vos amoureux désirs
Au feu qui vit en vous, un nouveau feu peut nuire
Et ce qu'amour a fait, amour peut le détruire.

Les femmes enceintes doivent porter des vêtements en harmonie avec leur état, et ne pouvant en rien gêner le développement de la gestation.

Elles doivent aussi se mettre à l'abri des changements subits de température ; car elles sont, sous ce rapport, très susceptibles, et combien de femmes ne voit-on pas, en effet, atteintes à ce momeut de fluxions de poitrine, ou de pleurésies souvent mortelles !

Leurs vêtements seront larges, lâches ; leur gorge, ni leur abdomen, ni leurs seins ne devront être comprimés, chez celles surtout qui se destinent à nourrir leur enfant; toute constriction s'oppose en effet au développement du mamelon.

D'autre part, les vêtements serrés, étroits, prédisposent à l'avortement, en ce qu'ils s'opposent au développement de la matrice, qui cesse alors de se présenter en avant.

Les anciens avaient bien saisi ces inconvénients.

Aussi, voyons-nous, en jetant un regard sur l'antiquité les dames romaines, portant une ceinture placée au-dessous des seins, et serrée fortement, le reste du vêtement restant complètement libre et flottant.

Mais, dès qu'elles étaient accouchées, la loi les obligeait à se dessaisir de cette partie du vêtement.

Il n'est pas moins dangereux, vers les derniers mois, de comprimer, au niveau des articulations, les membres abdominaux ; ainsi faisant, les femmes s'exposent aux engorgements œdémateux et aux dilatations variqueuses, favorisés, en partie, par la pression qu'exerce l'utérus sur les vaisseaux qui se rendent du bassin aux parties inférieures.

Les jarretières trop serrées, les chaussures étroites doivent être considérées comme pouvant avoir de graves inconvénients et entraîner l'œdème.

On parviendra, toutefois, à les rendre plus supportables, par l'application d'un bandage roulé sur les pieds, et sur les jambes, et on conseillera le repos horizontal, le plus longtemps possible.

Enfin, le relâchement extrême de la paroi abdominale antérieure sera combattu par une ceinture hypogastrique.

CHAPITRE X

DES EXERCICES PHYSIQUES QUI CONVIENNENT AUX FEMMES
ENCEINTES A TEMPÉRAMENT NERVEUX.

Les exercices modérés sont très convenables au tempérament nerveux de la femme enceinte ; ils régularisent les mouvements vitaux, et préviennent, soit les congestions locales, soit les troubles apportés dans l'équilibre nerveux.

La promenade, le matin et le soir en été, au milieu du jour, en hiver, et lorsque le temps est sec, et la température douce.

Il faut en calculer la durée, d'après les forces du sujet.

Il n'est pas sans utilité, de choisir pour la femme enceinte un lieu déterminé, à l'abri des vicissitudes de l'atmosphère. L'air que les femmes enceintes nerveuses respirent doit être pur ; les odeurs le plus suaves les impressionnent, à plus forte raison les mauvaises, aussi voit-on ces femmes atteintes de spasmes, de syncopes et de vomissements.

Le régime de la femme enceinte nerveuse sera doux, laxatif, conjurant la constipation et l'accumulation de fèces dans le rectum, qui se trouve comprimé par l'utérus.

La plénitude de la vessie sera combattue par la décoction de chiendent ou d'orge, les sirops de groseille ; la femme enceinte devra s'abstenir de stimulants, tels que le café, l'eau-de-vie.

Elle prendra, enfin, des bains généraux de temps en temps, et dans les vomissements des boissons glacées, la potion de Rivière ou de l'éther.

CHAPITRE XI

MÉNOPAUSE.

Nous venons de voir la femme parée de ses attributs et payant à la nature la dette que tout être lui doit, en échange de la vie qu'il reçoit d'elle.

Il nous reste maintenant à l'examiner dégagée des liens qui la rattachent à l'espèce et rentrée dans la vie individuelle.

C'est cette époque de son existence qu'on a surnommée ménopause, c'est à dire le repos du travail des mois, ou des menstrues.

C'est ordinairement vers l'âge de 45 ans, que se produit, en France, le retour d'âge chez la femme.

Les irrégularités souvent prolongées, ces absences et ces retours, du flux sanguin, qui cherche à se créer un réceptacle définitif, pour y expirer à jamais, et dont la marche et la vitalité se trouven', pour ainsi dire, régularisées par la vitalité même de l'utérus et des ovaires, ces irrégularités, disons-nous, contribuent à créer chez la femme, une série de congestions sanguines, va et vient qui ne cesse de la prédisposer aux phénomènes nerveux, aux étouffements et vapeurs qu'elles éprouvent la plupart à cette période de la vie.

De là, deux états différents, qu'elle se voit obligée de subir : état physique et état moral.

Dans l'état physique, nous trouvons les congestions vers l'utérus, congestions fâcheuses, et pouvant se produire sous forme de violentes pertes de sang, ou d'engorgements qui le prédisposent à des dégénérations funestes, et qui favorisent la production de nouveaux tissus.

Pour prévenir ces accidents, qui retentissent sur le système nerveux et se traduisent en névroses, hystérie, lipothymies, vapeurs, il n'est besoin que d'observer les règles de l'hygiène et de la morale.

L'état moral intellectuel, chez la femme, subit en effet une secousse, un ébranlement inévitables, inhérents aux modifications survenues dans l'irrigation des centres nerveux, et surtout encéphalique. D'où tour à tour suivant le moment où on l'examine, excitation et dépression alternatives.

Le régime qui joue un si grand rôle dans la direction à imprimer au tempérament nerveux de la femme, dirigé convenablement est le plus sûr moyen pour prévenir ces accidents.

Les femmes nerveuses qui habitent les grands centres, ont-elles aussi plus de précautions à prendre et de privations à s'imposer que celles qui sont à la campagne.

L'air libre, que respirent ces dernières, et le régime sobre auquel, dès l'enfance, elles ont été soumises, la transpiration abondante qu'entretient un exercice continuel, la simplicité de leurs mœurs, sont autant de causes favorables, capables de les mettre à l'abri des accidents de leur âge critique.

Nous conseillons donc à toutes les femmes nerveuses, qui approchent de cette époque, de se soumettre à un régime sévère, de rejeter les viandes fortes ou excitantes, les ragoûts indigestes, les mets fortement épicés et d'user de préférence des chairs blanches et par conséquent peu excitantes, de certains animaux.

Le poisson, de facile digestion, les végétaux, les fruits mûrs leur sont très convenables.

Elles doivent fuir l'usage habituel des vins stimulants, des liqueurs spiritueuses, du thé et du café.

Les flueurs blanches et plusieurs affections de la matrice sont devenues bien plus communes qu'elles ne l'étaient, depuis que les femmes des villes font usage de cette dernière substance.

L'exercice est indispensable aux femmes dans cette circonstance, il est le meilleur moyen de répandre sur tous les autres organes l'excitabilité qui déserte ceux de la reproduction, et de dissiper les insomnies si fréquentes vers l'âge de retour.

Le plus favorable est celui qu'elles prennent le matin à pied ou en voiture.

Pendant le printemps et l'été, rien ne leur serait plus salutaire que d'aller respirer l'air pur des champs avec des personnes qui puissent les égayer, car les promenades solitaires augmentent assez souvent leur mélancolie, et deviennent pour elles l'occasion de se livrer à de tristes idées.

L'exercice doit être pris plutôt avant le repas qu'immédiatement après ; elles doivent fuir les lieux bas et humides, les spectacles, les sociétés bruyantes, les appartements chauds et fermés.

Elles doivent aussi éviter les lits mous, et se lever de bonne heure ; quant aux veilles excessives, elles leur seront nuisibles.

Les femmes nerveuses doivent se mettre à l'abri des influences dangereuses d'une atmosphère froide et humide, en portant des vêtements chauds, et en faisant usage de camisoles et de caleçons de coton ou de flanelle.

Des changements trop subits dans leur manière de se vêtir peuvent causer des accidents, à une époque où elles sont si susceptibles de contracter des maladies.

Toutefois, elles devront éviter de se couvrir avec excès, de se servir de chaufferettes, et rejeter surtout les habillements trop serrés.

Les lavements, les bains tièdes entiers, les demi-bains, les boissons tempérantes, le petit lait, les infusions légères de tilleul et d'oranger, pour les femmes, nerveuses sont des moyens dont elles peuvent retirer de bons résultats.

Le calme de l'âme est indispensable aux femmes qui

arrivent à la ménopause, aussi faut-il leur faire éviter toutes les émotions pénibles et aller au-devant de leurs désirs.

Et comme l'approche de la ménopause provoque les plus vives appréhensions chez la femme, il est important de les rassurer sur leur position en leur exposant ce qui est conforme à la vérité, qu'une fois ce moment passé leur sexe acquiert des chances de longévité.

Elles devront chercher des distractions dans les soins de leur intérieur, abandonner pour quelque temps le monde.

Les personnes qui les entourent s'efforceront de leur inspirer des affections douces et paisibles, comme la gaîté, une joie modérée, l'espérance, qui est la plus salutaire affection de l'âme.

Celles dont le tempérament est nerveux doivent surtout adopter un régime doux, modéré, s'abstenir de farineux, qui sont toujours d'une digestion peu facile et qui développent des flatuosités.

Elles se trouveront bien des antispasmodiques, des bains et des lavements.

C'est le plus ordinairement chez les femmes nerveuses, que se remarquent alors ces étouffements, ces palpitations avec étranglements, ces syncopes, ces mouvements convulsifs et tant d'autres désordres nerveux qui caractérisent l'hystérie.

Les purgatifs sur la nécessité desquels on a insisté

longtemps autrefois, afin d'évacuer une prétendue humeur retenue à l'intérieur et qui aurait causé de grands
ravages si elle n'eût pas été évacuée, les purgatifs, disons-
nous, sont contre indiqués par la grande susceptibilité
nerveuse de la femme et la fréquence des inflammations
abdominales dans cet âge, placées sous la dépendance de
trop d'irritabilité.

Néanmoins, les laxatifs, bénins, la manne par exemple,
les pruneaux, le petit lait et autres boissons rafraîchis-
santes, peuvent être avantageuses, surtout chez les femmes
qui sont habituellement constipées.

Tel est l'exposé des précautions à prendre chez les
femmes qui viennent de perdre les attributs de la fécondité.

Envisagée à un point de vue général et nerveux, nous
devons reconnaître que cette grande question qui traite
de la femme a été le sujet de bien des méditations de
nos jours. A une époque plus reculée Saint-Simon s'é-
crie à ce sujet : « n'est-ce pas une chose étrange que le
problème qui nous touche le plus, celui de la situation
qui peut être faite à la femme, occupe si rarement les politiques et les philosophes ! »

Saint-Simon frappe juste, il faut le reconnaître, mais
de tout temps, les politiques et les philosophes n'ont
guère prêté l'oreille aux questions sociales et médicales,
aux réformes autrement dites philosophiques, qui se rattachent à l'amélioration matérielle et morale de la femme,

que tout nous ordonne de considérer comme notre égale, et notre compagnon d'armes, dans les luttes de la vie ici bas.

Ce qui frappe d'abord chez la femme, c'est cette délicatesse, cette fragilité d'organisation, qui lui procure des impressions de sensitive ; ce qui frappe encore chez elle c'est cette élasticité d'esprit, qui analyse, jusque dans ses plus petits recoins, toutes les choses qu'elle embrasse, toutes qualités qui la prédisposent par ce travail plein d'éréthisme nerveux aux affections nerveuses et la représentent comme un être maladif.

Michelet, dans son livre intitulé : *l'amour dans le mariage*, nous représente la femme comme un être sans cesse indisposé, comme un ciel bleu où passent à tout moment des nuages pleins d'électricité, d'orages, et balayés sans cesse par le vent.

A chaque instant, on a à craindre une décharge, un éclair ; à côté de l'homme et ainsi placée, la femme devient disparate. Ce qui caractérise surtout la femme, c'est la vivacité de ses passions, qui la rendent des fois charmante, d'autres fois insupportable ; son éducation, que l'on s'attache depuis quelques années à développer dans un sens moral et pratique élevé, est destinée, nous n'en doutons pas, à modifier cet état fébrile et nerveux, que M. le docteur Cerise a défini du nom d'émotivité, et qui est resté en corrélation avec l'éducation qu'elle a reçue jusqu'à ce jour.

Ayant, par rapport à l'homme, des goûts pour la retraite, la solitude, la vie sédentaire, la femme doit, quoiqu'ayant les cordons nerveux plus gros que ceux de l'homme, dépenser moins d'influx nerveux que l'homme.

L'âme de la femme renferme plus d'idéalités que celle de l'homme, aussi est-elle continuellement dirigée vers le beau, vers les rêves de la félicité ; c'est là qu'est le danger, car les fleurs qu'elles ont dans l'âme, et toutes en ont, les jeunes filles surtout, leur procurent un parfum, qui les conduit à un véritable affolement, et à l'exaltation en raison de leur système nerveux.

On doit donc cultiver leurs sentiments, ne pas les laisser aller à la dérive.

Pour terminer cette étude, disons enfin que la femme nerveuse, sans être malade, éprouve cependant une façon d'être qui la met dans un véritable état de souffrance.

On la voit ainsi inconstante, agitée, pâle, languissante, son regard est tour à tour abattu, hagard, timide et caressant. Sa physionomie change, sa démarche est tantôt vive, tantôt nonchalante.

Elle parle de tout avec chaleur, volubilité, pleure et rit en même temps, se montre inquiète ou impatiente, éprouve des spasmes, des migraines, ou s'évanouit.

Son caractère devient capricieux au dernier degré, elle dédaigne les personnes ou les objets qu'elle a affectionnés et les regrette lorsqu'elle ne les a plus sous la main.

La femme nerveuse, telle que nous venons de la décrire, recherche avec avidité les émotions nouvelles, et très souvent, elle ne réussit pas dans son choix.

On conçoit en définitive l'hygiène physique et morale dont il faut l'entourer.

DEUXIÈME ENFANCE

Puberté, adolescence, chez le garçon.

L'enfant est arrivé à sa deuxième année, il a toutes ses dents de lait, la seconde période du premier âge commence, elle s'étendra jusqu'à la septième année.

L'éducation véritable doit commencer à l'âge de deux ans et se continuer jusqu'à la fin du premier âge.

Pendant ce temps, il est de toute utilité que l'éducation se fasse dans la famille. Sous les yeux de sa mère, sous la direction d'un père soucieux, l'enfant héritera d'une éducation soignée et l'État héritera d'un homme. C'est ainsi qu'on apprendra à l'enfant la lecture, l'écriture, le calcul et la géographie, œil de l'histoire.

On pourra ainsi s'initier plus intimement à la vie de l'enfant avec lequel on se familiarisera, par les jeux et les promenades réitérés ; la surveillance de la sorte sera directe, et supprimera la conduite des étrangers, celle des bonnes auxquelles on les confie, le plus souvent.

La première éducation doit donc avoir pour développement le cercle de la famille ; l'enfant nerveux sera le premier à en retirer tous les avantages.

L'éducation des collèges se trouve en effet appliquée à un âge trop tendre, elle a pour inconvénients de séparer trop tôt l'enfant de ses parents, et de l'accoutumer, de trop bonne heure, à la vie en commun, vie de caserne pour ainsi dire, qui enrégimente, les uns avec les autres, des enfants de tempéraments et d'aptitudes différents, pour les faire passer sous la même toise, et les assouplir à la même discipline, parfois trop sèche et trop rigide.

Cette éducation, sous les regards de la famille, au sein de ces épanchements qui fécondent et agrandissent l'âme de l'enfant en l'élevant, ne saurait trouver son pendant dans les établissements de l'Etat.

Aussi durant les premières années, est-il des enfants qui ne vivent que de la vie végétative, insouciants et froids, absorbés par les lois de leur développement physique.

Quant aux enfants nerveux ils supportent difficilement cette transplantation loin du foyer de la famille.

Ces enfants boudent, s'acclimatent difficilement, peu faits à la discipline, et ne pouvant s'y soumettre de bon gré, ils se voient, à tout instant, l'objet de réprimandes et de punitions sévères, leur caractère s'aigrit, s'énerve, sous cette influence leur jugement se fausse ; ils accusent leurs maîtres d'injustice, et des sentiments malsains de rancune et de haine se font aussitôt jour !

A l'influence procréée par ce genre de vie, sur le système nerveux de l'enfant diathésique, s'ajoute celle du milieu, du contact, et de l'imitation.

. A cet âge là, l'enfant est surtout imitateur, et si quelques naturalistes ont prétendu, à tort, qu'il y avait du singe dans l'homme, à ce point de vue, peut-être pourrions-nous l'affirmer pour l'enfance. Au nombre de ces mauvaises tendances, nous devons citer la paresse intellectuelle ; d'un autre côté, l'excitation des sens génésiques qui se traduit par des actes contre nature, malgré une surveillance assidue, actes qui ont pour résultat fatal d'enrayer l'enfant dans le développement de ses facultés, en le rendant plus nerveux, plus excitable qu'il n'était auparavant ; et le conduisent à l'épuisement, à la phtisie, aux maladies de cœur, enfin plus tard à l'aliénation mentale ; aux familles aisées, qui pourront les détenir par devers elles, nous dirons : gardez vos enfants, et si elles ne peuvent leur distribuer par un professeur, l'instruction nécessaire, nous leur dirons, envoyez vos enfants au collège, mais seulement au titre d'externes.

Accompagnez-les vous-mêmes, aux heures des études et ramenez-les de même au sortir des classes. L'internat ne saurait en effet convenir aux enfants nerveux. Entre les trois systèmes différents d'éducation :

Éducation de famille.

Éducation de collège.

Éducation des champs.

Notre choix ne se ferait pas attendre et nous opterions pour la campagne, si la campagne était à la portée de tout le monde et si l'État pouvait établir ses établissements d'instruction autour du périmètre des villes, autrement dit, dans cette zône qui n'est déjà plus la ville, et appartient à la vie rurale par les conditions de salubrité et de bon air qui s'y rattachent.

Mais cette grave question qui pourrait être mise à l'étude, comporte plus d'un inconvénient, à sa réalisation ; ce n'est pas à nous aussi qu'il appartient de les trancher ; car nous franchirions le rôle qui nous incombe, celui de sentinelle, donnant le signal d'alarme.

PUBERTÉ

La puberté chez le garçon est loin d'offrir les mêmes phénomènes que chez la jeune fille ; mais chez lui, nous devons constater aussi le développement simultané des forces physiques et des puissances intellectuelles.

Les phénomènes nerveux chez l'enfant nerveux se traduisent toutefois par de la mélancolie et par de l'excitabilité.

Sous ce dernier rapport, il devient sensible, et facilement irritable, il contracte de mauvaises habitudes, comme nous l'avons dit, sous l'influence du développement des organes génitaux.

A cette période, il faudra surveiller attentivement le garçon, et prendre les précautions d'usage, connues de tous les pères de famille : éviter au garçon une nourriture trop forte et trop abondante, ainsi que l'usage des vins trop généreux, nous conseillerons aussi les exercices du corps, les promenades au grand air, la gymnastique, les assauts d'armes, l'équitation et surtout l'usage des grands bains et frais, en un mot, toutes les distractions qui peuvent le dérober à l'oisiveté du corps et de l'esprit, et par cela même équilibrer les forces de son organisme en les répartissant sur les différents appareils.

CHAPITRE XII

VIRILITÉ

Nous voici arrivés à la virilité, phase de l'existence caractérisée par le complet développement.

Les organes ont en effet accompli leur évolution, et nous touchons à une époque stationnaire, durant laquelle, grâce à l'équilibre des échanges et des recettes, l'organisme se maintient dans l'intégrité de ses fonctions.

On conçoit qu'à cet âge de pleine possession, de plénitude et de maturité, certaines conditions d'existence puissent rapidement modifier le tempérament des individus, et principalement celui des tempéraments nerveux.

De ce nombre, nous citerons le mariage, dont l'influence notable se fait aussi sentir sur la santé et la durée de la vie ; le mariage est de plus indispensable à la perfection morale de l'homme : cette existence à deux l'unit à une autre créature, et le porte à faire abdication de sa personne, en le débarrassant de l'égoïsme personnel.

Il entre ainsi, de plein pied, au cœur de l'humanité,

qu'il n'avait embrassé jusqu'à cette heure que d'idée, et qu'avec des théories.

Le champ qui s'ouvre en ce moment, est plus vaste, le rideau de la scène est levé, et les devoirs lui apparaissent, dans toute leur grandeur morale.

Ce sont eux qui dans le mariage vont lui tracer la ligne de conduite, l'ordre et le travail.

De cette façon, se trouvent comprimés, étouffés chez lui la crise des passions et cet instinct brutal qui l'entraîne vers le sexe.

Sous ce rapport, le mariage à l'âge viril est le seul moyen de régulariser l'instinct qui attire les sexes.

Il met à l'abri des deux extrêmes nuisibles : « de l'abus et de l'abstinence. »

Autant, en effet, la continence est nécessaire dans la jeunesse, autant il serait dangereux à l'âge viril, pour l'homme de tempérament nerveux, de s'abstenir complètement des rapprochements.

Il se priverait d'un dérivatif puissant, capable de lui réserver un moyen naturel de détente nerveuse.

Il est cependant de toute nécessité que l'homme de tempérament nerveux, à cette phase de la vie, se montre très réservé dans ses rapports sexuels.

Tout excès, excès du reste critique, peut en effet engendrer chez lui un ébranlement nerveux, pouvant sous l'influence de l'excitation et de la dépression lui créer des affections toutes particulières du système nerveux, affections organiques hors du cadre que nous nous sommes tracé.

Chez l'homme nerveux, l'appétit vénérien n'a pas besoin d'excitant, aussi doit-il éviter toutes les circonstances dangereuses, stimulatrices, et fuir les fréquentations des femmes lascives dont les conversations et le maintien seraient propres à faire naître en lui des sensations voluptueuses.

Il doit aussi renoncer à l'usage des vins généreux, aux aliments succulents et épicés, et se borner à la frugalité.

Il évitera le café et les alcools. L'exercice actif, marche, escrime, natation mettront avantageusement en jeu ses puissances musculaires.

Les travaux intellectuels trop assidus, les longues veilles, lui sont nuisibles; elles provoquent une révulsion trop forte vers le cerveau, aux dépens des autres fonctions. Travail intellectuel modéré, air pur de la campagne et calme aussi complet que possible, tel est le régime que nous conseillons !

CHAPITRE XIII

VIEILLESSE

Ce n'est que par l'observation des règles sages et pré-voyantes de l'hygiène, que l'homme peut maintenir sa santé, et prolonger ses jours, jusqu'à cette période qui s'appelle la vieillesse.

L'irritabilité nerveuse est notablement diminuée chez le vieillard, aussi l'éloigne-t-elle des impressions fâcheuses des passions et des causes de maladies inflammatoires.

C'est aussi pour la vieillesse que la tempérance de-vient une loi impérieuse. Mais si les excès lui sont nui-sibles, une abstinence trop sévère d'un autre côté, en amoindrissant son énergie vitale, ne saurait lui convenir sans l'entraîner à des accidents graves.

Des viandes bouillies ou rôties, des légumes, des po-tages, des fruits bien mûrs composeront son régime ali-mentaire.

Les vieillards doivent éviter les aliments échauffants, les pâtisseries, les chairs salées, les liqueurs spiritueuses, le thé, le café, sont contraires aux vieillards secs, ner-veux, de même qu'à ceux qui sont sanguins, pléthoriques et menacés de congestions cérébrales.

Ils peuvent faire usage de vins généreux, mais pris avec modération.

Les vieillards doivent respirer un air pur, et comme leur respiration corrompt davantage l'air, ce que prouve l'odeur infecte qu'on ressent le matin dans leur chambre, il leur est nuisible de rester trop longtemps dans un appartement bien clos, surtout s'il est peu spacieux ; le renouvellement d'air de leurs appartements sera donc une bonne mesure d'hygiène. Toutefois on devra avoir soin de les mettre à l'abri de tout refroidissement et du froid intense de l'hiver.

Cette saison est, en effet, meurtrière pour eux, et l'on sait dans quelle proportion ils sont moissonnés à cette époque par les affections des voies respiratoires, les pneumonies du sommet entr'autres.

Leurs appartements seront aussi tenus au degré d'une température douce, leur lit devra être bassiné, leurs vêtements seront chauds, moelleux, flexibles, ils devront faire usage de la flanelle, de la laine.

Ils doivent souvent prendre des bains tièdes, c'est un excellent moyen d'augmenter la chaleur naturelle pour favoriser les excrétions, pour diminuer la sécheresse et la rigidité de toutes les parties de l'économie.

Hippocrate conseillait le bain aux vieillards ; cette doctrine est restée encore celle des médecins modernes.

Les frictions sèches, aromatiques, le massage leur sont fort utiles.

Ils devront éviter l'usage des bains froids, car la réaction, chez eux, devient difficile, et ils peuvent s'exposer à des congestions sanguines.

L'exercice des sens chez les vieillards nerveux devra plus qu'à toute autre période de la vie, rester dans les limites les plus modérées.

Pour ce qui est de l'âme, ils devront mettre de côté toutes les passions qui peuvent l'agiter, une douce gaîté en devra régler, pour ainsi dire, tous les mouvements.

Enfin, le vieillard nerveux se couchera et se lèvera de bonne heure ; l'exercice lui sera très favorable.

Les plaisirs de l'amour lui seront interdits ; et il ne devra jamais, par des aphrodisiaques, chercher à réveiller, dans des organes épuisés par l'âge, des facultés éteintes. On en voit, chaque jour, périr dans des embrassements.

Avant d'aborder le chapitre des affections nerveuses proprement dites, il nous reste à étudier l'influence de certains agents, sur le système nerveux.

De ce nombre sont : le théâtre, la musique, le tabac, les alcools et l'intoxication se rattachant à certaines industries.

CHAPITRE XIX

THÉATRE ET MUSIQUE. — LEUR INFLUENCE
SUR LE SYSTÊME NERVEUX

Le théâtre comprend trois genres :

1° Le genre tragique : tragédie, drame ;

2° Le genre comique : comédie, vaudeville ;

3° Le genre lyrique : opéra.

Le théâtre a ses titres de noblesse dans l'antiquité.

Les Grecs ont été ses parrains, mais les Romains, plus tard, excellèrent aussi dans cet art, et en continuèrent les traditions.

Avec Sophocle et Euripide, chez les Grecs, le théâtre fréquenté par les masses, constitue, pour ainsi dire, une école publique de vertu et de morale, et l'amour de la patrie y brille au premier rang.

Les sentiments les plus purs s'y révèlent.

Mais plus tard, avec les auteurs de la décadence, le théâtre dégénère, les formes littéraires s'altèrent, l'imagination et la pensée déclinent.

Sur les organisations nerveuses, la tragédie produit des émotions pénibles, de l'anxiété et du malaise, des douleurs de tête et des troubles visuels, de telle sorte qu'avec Montaigne, on peut s'écrier : « la vue des angoisses d'autrui m'angoisse. »

Le drame possède des inconvénients analogues.

Il n'en est pas de même pour la comédie, cette récréation à allure alerte et gaie, à esprit gaulois, justifiant cet axiome de La Fontaine : « de tout temps les petits ont pâti des sottises des grands » de cette comédie, en résumé, où les parents peuvent conduire leurs enfants sans danger, que la gaîté et les rires, dans toute leur naïve fraîcheur, caractérisent.

Aussi les hypocondriaques, les mélancoliques, les hystériques, les nerveux se trouvent-ils bien de la comédie.

Sous cette influence, la circulation s'active, le cœur se régularise, en un mot toutes les fonctions ressuscitent.

D'autre part, le rire qui en résulte n'est pas sans conséquence sur la sédation nerveuse.

Avec le rire, les vapeurs, les névralgies, les embarras gastriques disparaissent, passent inaperçus, et le sommeil reprend ses facultés réparatrices.

Le Dr Bonnaire, en 1834, cite un exemple de guérison de nostalgie opérée par ce moyen.

Malheureusement, la licence de notre époque a depuis longtemps, on le sait, envahi la scène, l'école des mœurs de Molière a disparu, et nous touchons aussi à l'époque des peuples anciens, stigmatisée par le « *panem et circenses.* »

Aussi, tout en tirant parti des émotions de la scène, le médecin, dans le traitement des maladies nerveuses, doit-il en signaler tous les dangers aux familles.

L'opéra est constitué par le genre lyrique, à ce titre il exerce une action simultanée sur les sens, le corps et l'âme.

Le grand sympathique est vivement affecté par lui.

Les sons vifs réveillent la joie, et les sentiments de tendresse. Les sons lents portent au contraire à la mélancolie, et à l'attendrissement des larmes.

D'une manière générale, qui de nous, au sortir de l'Opéra, pénétré par les ondes sonores de la musique, ne s'est pas senti rasséréné et régénéré, suivant le genre d'harmonie auquel son organisation s'était trouvée soumise?

Cette puissance magnétique de l'harmonie est, du reste, répandue dans tous les règnes de la nature.

Les vagues ont leur langage musical en roulant vers les grèves, et les forêts, semblables à celle de Dodone, où nos ancêtres allaient cueillir le gui sacré des Gaules, rendent aussi de sourds gémissements.

Quant à ce qui concerne les animaux, tout prouve qu'ils jouissent aussi du don d'être impressionnés, à leur tour.

Tout le monde connaît l'histoire de l'araignée de Silvio Pellico, apprivoisée par le chant.

Le cheval et l'éléphant sont également très sensibles.

M. le Dr Chouvet en 1874 : *Effets et influence de la musique sur les animaux,* relate le résultat d'un concert donné, à cet effet, aux éléphants du Jardin des Plantes de Paris le 10 prairial an VI, gracieuseté dont les éléphants se montrèrent sans doute très sensibles, et qui dut leur faire chanter à son de trompe, une hymne à la gloire de la République.

La musique pourra donc, mieux que la comédie, devenir un moyen de guérison, entre les mains de l'homme de l'art, lorsqu'il faudra combattre certaines névroses, et surtout celles qui ont pour origine des affections morales tristes.

Les Drs Cabanis et Falret avaient, du reste, appelé l'attention du monde savant sur ce sujet.

Mais comme ce dernier aliéniste le fait entrevoir, les effets ne sont pas les mêmes, pour les différents genres de musique.

Les affections nerveuses, par exemple, ne se trouveront pas bien de l'action de la musique lente et mystique (musique allemande), la musique gaie, vive, légère, pourra, au contraire, combattre la nostalgie, l'hypocondrie.

Enfin, le système ganglionnaire serait vivement impressionné. C'est ainsi que beaucoup de personnes, seraient prises de crampes d'estomac, de frémissements, ou de constrictions de gorge.

Berlioz, pour sa part, éprouvait, en entendant la musique, des contractions spasmodiques.

La Malibran, chantée par Alfred de Musset, fut saisie de convulsions en entendant l'exécution en *ut* mineur d'une symphonie de Beethoven.

Enfin, on cite comme cures obtenues par le traitement de la musique, certains cas qui peuvent se passer de commentaires, tel est celui de fièvre quarte, guérie par Sauvage au son du tambour.

Telles sont aussi les applications de Bagliri, recommandant aux goutteux de marcher, en lisant à haute voix.

Celles d'Athénée, d'Aulu-Gelle, employant la musique pour guérir les sciatiques et la goutte.

Roger lui-même, sur ce même sujet, recommande la musique chez les phtisiques.

C'est principalement sur les tempéraments nerveux que la musique a le plus d'empire, des accords doux et suaves les calmeront ; l'hystérie, l'hypocondrie, seront modifiées favorablement par une musique légère, courte, empreinte d'une certaine gaîté.

En un mot, plus les chants sont simples et les phrases courtes, plus la musique exerce une action sédative sur le système nerveux.

CHAPITRE XV

TABAC. — ACTION DU TABAC SUR LE SYSTÈME NERVEUX

Le tabac, tel est l'héritage légué à l'Europe civili-
sée, tel est le produit avec lequel le xixe siècle cherche à s'étourdir, à se distraire, suivant dans les spirales
de la fumée, les caprices de son imagination réaliste. Il
est peu de plantes qui aient donné lieu à une persécution
et à une prévention aussi marquées que le tabac.

Bien que sa découverte ait été, de la part des biblio-
philes, un sujet à discussion, nous devons convenir, que
ses propriétés soit disant curatives, pour les névralgies,
les migraines, et les rhumes de cerveau, doivent être attribuées à Jean Nicot, ambassadeur de France à Lisbonne
en 1580.

Cette plante fut désignée alors sous le nom *de plante
de l'Ambassadeur.* Plus tard elle prit le nom de *plante
de la Reine* et eut l'avantage de guérir Catherine de
Médicis de sa migraine.

Malgré les bulles d'Urbain VIII, et celles d'Innocent
XII, qui n'hésitèrent pas à excommunier les gens qui

prisaient dans les églises, l'usage du tabac ne tarda pas à se répandre en Europe.

Benoît XIII, plus conciliant, rapporta ces bulles ; il est vrai que Benoît XIII était un priseur émérite, et faisait une consommation respectable de tabac.

Enfin après avoir supporté au xvii° siècle, une guerre acharnée que dut diriger, en personne, Jacques I roi d'Angleterre, qui ne prisait pas le tabac, il faut le dire, cette plante, finit par acquérir des droits à la naturalisation, et comme toutes les plantes utilisées, et lancées dans la voie commerciale satisfaisant les appétits humains, devenir pour les États moins soucieux que Mahomet IV qui coupait des oreilles, des nez et condamnait à mort les prosélytes de cette solanée, une source de bénéfices, et la base d'impôts des plus productifs.

Après ce court exposé historique, nous devons nous demander quel est le rôle que joue le tabac sur l'organisme ?

Est-il d'une bonne hygiène d'attaquer *ex abrupto*, l'usage du tabac ?

Nous n'avons nullement l'intention d'attaquer, de parti pris, l'usage de cette substance, non, car, d'un autre côté, nous ne devons pas oublier que nous nous aliénerions les millions de fumeurs du monde, évalués, d'après un savant anglais, James Johnston « à 800 millions ». C'est ainsi que sur ce nombre ainsi répartise fument les diverses sortes de tabac.

400,000 l'opium et ses composés.

300,000 le caunabis et le baschisch.

100,000 le bétel.

20,000 le coca.

A quelles malédictions ne serions-nous donc pas exposé? d'autre part, plus généreux et plus large, suivant le courant du siècle, dans lequel il convient de se montrer opportuniste, même en matière de tabac, il n'est pas prouvé que l'usage du tabac pris modérément influe d'une façon désavantageuse sur la santé d'un individu.

A dose modérée, en effet, l'usage de cette plante produit une excitation passagère sur certains tempéraments.

Cette excitation n'est pas sans charmes sur l'imagination de certaines personnes, mais il faut convenir qu'à doses exagérées, elle devient nuisible à la santé.

Sous ce rapport l'expérience est des plus concluantes ; M. le D᷊ Mélier, 22 avril 1845, T. X. page 569, *Bulletin d'Academie de médecine*, s'exprime en ces termes sur l'action du principe qu'il renferme, sur la nicotine, son alcaloïde.

« Sa violence ne peut être comparée qu'à l'acide prussique ; elle tue à la dose de quelques gouttes. »

M. Tiedmann, M. le professeur Bischoff, ont constaté qu'une seule goutte sur la langue d'une grenouille suffit pour lui faire exécuter des sauts prodigieux, après quoi, le pauvre batracien succombe.

Suivant M. Claude Bernard, la sensibilité du système nerveux serait tellement modifiée par la nicotine, qu'on pourrait exercer des tiraillements et des dilacérations sur les fibres postérieures et antérieures des cordons de la moelle, sans déterminer la moindre contraction dans les muscles des animaux ainsi empoisonnés.

L'électricité, si puissante de nos jours, serait même sans résultat sur ces fibres dénudées et imbibées de cet alcaloïde.

Résumant toutefois, les inconvénients, nous dirons que les premières tentatives de fumer s'accompagnent de nausées, et souvent de vomissements ; mais l'économie, à l'exclusion de certains tempéraments réfractaires à l'action du tabac, s'accoutume à son usage.

L'action périodique sur le système nerveux, par les inhalations du tabac, amène des phénomènes d'excitation suivis de dépression, ce qui tend à établir une prédominance nerveuse dans le tempérament, et ajoute à l'état acquis ou à la diathèse héréditaire nerveuse.

Chez les gens impressionables, nerveux, le fumer ajoute d'une façon plus sensible que chez tout autre, une accélération dans le pouls et des troubles dans les sécrétions.

On voit, en effet, des fumeurs saliver beaucoup et chez les nerveux des sueurs profuses recouvrir les mains. Ils éprouvent des troubles cérébraux, tels que : vertiges, éblouissements, bourdonnements d'oreilles ; d'un autre côté, il se produit des angines, des troubles digestifs il n'est pas rare de constater de la dyspepsie, voire même de la dipsomanie.

Les fumeurs se livrent généralement, en effet, à des libations de bière et même d'alcool.

L'usage du tabac est nuisible chez les adultes, à plus forte raison chez les enfants.

Aussi les voit-on pâles et maigres portant tous les signes d'une nutrition imparfaite.

C'est surtout dans les grandes villes que nous assistons à ce tableau de perturbations physiques procréées par l'action combinée du tabac et de l'alcool.

L'enfant, aux prises avec la vie, rêve déjà de devenir un homme, et il se croit plus important du jour où il peut porter à sa bouche une cigarette, et distiller un jet de fumée bleuâtre, au détriment de sa santé.

Mais ce qui est suffisamment prouvé, c'est que le chiffre des aliénés paralytiques a subi depuis 1874, une augmentation de plus de 7.000, qui porte surtout sur le sexe masculin à partir de 35 à 50 ans, les militaires entr'autres.

Les gens nerveux ne sauraient, on le voit, tirer aucun avantage du fumer, le tabac est chez eux une contre indication, il ne peut en effet que contribuer à épuiser par ces alternatives d'excitation et de dépression, l'influx des différents centres nerveux.

Les épileptiques et les alcooliques atteints de délirium tremens devront aussi se priver de l'usage du tabac.

Le tabac, disons-le toutefois, n'est peut-être pas aussi dangereux que l'alcool, mais puisqu'il y a mal et qu'il aggrave et propage les névroses, qui sont la maladie de notre époque, voyons combien la cause grossit d'année en année.

La France, en 1815, consommait 8,981,403 kilogr. de tabac, soit 307 gr. par habitant ; en 1831, 11 millions de kilogr., soit 338 gr. par habitant ; en 1851, 19,718,089 kilogr. soit 555 gr. par habitant ; en 1881, 31,188,846 kilogr. soit 851 gr. par habitant.

La plaie est encore plus grande chez nos voisins.

La moyenne est en effet de 1500 gr. pour l'Allemagne.

Elle est la même en Autriche, en Amérique, aux États-Unis, nous trouvons 1450 gr. par habitant ; en Russie 830 gr. par habitant ; en Italie 700 gr., en Angleterre et en Irlande 640 gr.

Ainsi parmi les grandes nations, l'Angleterre et l'Italie au nord et au sud, sont moins adonnées que la France à l'usage du tabac.

Aussi le trésor public de France retire, par l'impôt sur le tabac, un produit net de 344 millions de francs en 1881, impôt bien placé, car il pèse, de l'avis de tous les hygiénistes, sur une consommation inutile et malsaine, quoi qu'en disent les fumeurs.

Ces observations ne feront certainement pas d'adeptes parmi les adorateurs de la nicotine, mais elles auront pour avantage d'avertir les gens nerveux des effets nuisibles du tabac ; elles traceront, d'un autre côté, la ligne de conduite des parents, dans l'éducation de leurs enfants.

A côté du tabac, vient se placer l'action de l'alcool sur le système nerveux, chez les gens nerveux.

CHAPITRE XVI

ALCOOL. — SES EEFETS SUR LE SYSTÈME NERVEUX

Quoique devenus inséparables, dit M. le Dr Paul
Jolly, membre de l'Académie, « l'alcool et le tabac ne
« sont pourtant ni du même pays, ni du même âge. Il y
« a entre leurs deux origines toute la distance d'un pôle
« à l'autre, et entre leur naissance tout le temps qui
« sépare l'ancien et le nouveau monde, en sorte
« qu'ils ont dû vivre séparément et sans se connaître
« pendant bien des siècles, et néanmoins, il semble
« bien, à leur commune allure, qu'ils étaient faits l'un
« pour l'autre. Ils ont des analogies de caractères,
« des similitudes de goûts, certaines habitudes de dissi-
« pation et de pérégrination qui devaient un jour les rap-
« procher.

« En voyage, les connaissances se font vite, les sym-
« pathies se révèlent facilement et, plus d'une fois, des
« alliances plus ou moins heureuses ont pu naître de ren-
« contres toutes fortuites.

« Peut-être en a-t-il été aussi de l'alcool et du tabac. Il
« est du moins certain qu'ils vivent aujourd'hui en par-

« fait accord et en la meilleure intelligence du monde,
« partout ils se frayent les mêmes accès et toujours ils se
« retrouvent dans les mêmes lieux, comme s'ils étaient
« voués au même culte. Vous avez pu voir avec quel élan
« de cœur nos priseurs croisent leurs tabatières pour
« échanger des politesses de tabac; vous avez vu aussi
« avec quelle sollicitude les fumeurs se recherchent, et
« avec quel empressement ils courent l'un à l'autre quand
« l'un d'eux, simple prolétaire, fait signe à tel autre,
« grand seigneur même, de lui apporter le secours de
« son cigare allumé » (Dʳ PAUL JOLLY).

Cet usage immodéré, cet usage même du vin, par suite,
cette intususception de l'alcool, suivant Le P. Frassen, re-
monterait à une époque antédiluvienne. Le vin aurait été
ainsi connu quinze cents ans avant Noé, qui n'aurait fait
que replanter la vigne, retrouvée en Illyrie.

Il est probable dans ce cas qu'il n'a pas été le premier
à donner l'exemple de l'ivresse alcoolique.

Quoi qu'il en soit, le vin étant donné, on voit chez les
peuples anciens sa consommation s'élever rapidement et
donner lieu, surtout à l'époque de la décadence du colosse
Romain, à des scènes de libations et d'orgies obscènes
telles que celles de Tibère et de Néron. Suivant Diodore
de Sicile, nous voyons en Gaule, à la même époque, les
Gaulois voués à la plus complète ivrognerie, et donnant
un esclave en échange d'une coupe de vin.

Après avoir atteint l'apogée chez les Romains, en voie

de décadence, l'ivresse, qui était devenue la compagne de la prostitution et qu'aucune mesure n'avait pu conjurer, si ce n'est celle prescrite par l'empereur Domitien, et consistant dans l'arrachement de la vigne, l'ivresse, disons-nous, disparaît avec le vin et se réfugie en Égypte.

Mais ses effets, sur cette terre, où tout était Dieu, excepté lui-même, ne tardent pas à effrayer les hommes marquants de cette époque reculée; aussi Mahomet, à l'exemple de Domitien et de Lycurgue, s'empresse-t-il de faire disparaître les moindres traces de la vigne, et proscrit-il, dans son livre intitulé le Koran, les spiritueux de toutes sortes.

Une partie de l'Europe reste ainsi privée de vin pendant plusieurs siècles, — il a été retiré de la consommation générale et ne figure plus que sur les tables somptueuses des riches, des seigneurs, jusqu'en 1029, époque où la vigne reparaît, dans les alentours de Marseille.

Cet interrègne de la vigne avait donné en Europe lieu à des recherches tendant à remplacer le vin par de nouveaux produits.

Les médecins arabes avaient été en effet les premiers à décrire l'art de la préparation des liqueurs, et ce fut par eux, au xi° siècle, c'est-à-dire avant Arnauld de Villeneuve, alchimiste du xiii° siècle, que fut découverte la préparation de l'esprit de vin sous le nom d'alkohol.

Le surnom d'*Aqua vitæ*, d'eau-de-vie, que lui donnèrent les médecins, en l'introduisant dans la thérapeutique, se rattache bien aux idées qu'ils s'en faisaient.

Aussi au xvie siècle, on la regarde comme une panacée, l'alcool, au dire d'un médecin de cette époque, guérit toutes les maladies : « il dissipe la mélancolie, purifie « l'entendement, et illumine l'esprit ; il fortifie la jeunesse « et ressucite les vieillards ; il aide à la digestion, prévient « la cécité, dissipe les défaillances du cœur, empêche le « tremblement des mains, la rupture des gros vaisseaux « et le ramollissement de la moelle. »

Qui aurait dit que les abus de l'eau-de-vie et les effets désastreux qu'elle procure, lui mériteraient plus tard, et à juste titre, une qualification opposée : « celle d'eau-de-vie de mort ! »

De l'officine des pharmaciens, amateurs au xvi^o siècle des recettes merveilleuses pour guérir les maladies, l'alcool ne tarda pas à entrer dans les usages de l'hygiène, au titre de préservatif et de réconfortant.

Enfin, au milieu du xviie siècle, on le range parmi les boissons les plus usuelles, il se répand dans toutes les classes de la société.

Le xix^o siècle porte, jusqu'à la dernière limite du progrès, la vulgarisation de cette liqueur pernicieuse, en la mettant à la portée de toutes les bourses, par suite de son extraction des céréales, eaux-de-vie de grains, et de pommes de terre.

Mais, ces dernières qualités sont plus dangereuses encore que celles que l'on extrait du vin ou du raisin.

La consommation de l'alcool n'a cessé de croître, et de

nos jours elle est devenue une des principales causes de la misère et de l'abâtardissement des peuples, tant au point de vue intellectuel que physique.

Ainsi de 1877 à 1879, la consommation des alcools purs et des liqueurs alcooliques s'est élevée de 107,481 hectolitres à 125,211 hectolitres, pour Paris.

Pour la France, la consommation intérieure était, en 1875, de : « 1,000,000 d'hectolitres » ; elle s'élève, de 1876 à 1880, à une moyenne de 1,400,000 hectolitres.

Quant à l'Angleterre, sa consommation se chiffre par 200,000,000 de litres d'eau-de-vie. La ville de Londres, pour sa part, consomme annuellement 80,000,000 de litres de liqueurs fortes, ce qui donne en moyenne, pour sa population chiffrée par 3,000,000, 100 litres de spiritueux par an, et par tête, en réduisant au tiers le nombre des consommateurs.

En Écosse, où la population n'excède guère 2,000,000 d'habitants, la consommation annuelle a pu s'élever à plus de 200,000 litres.

A Manchester, la consommation s'évalue à 25,000,000 de litres pour 280,000 habitants.

A Glascow à 30,000,000 de litres pour 290,000 habitants.

Cette consommation immodérée entraîne aux mêmes conséquences pour tous les pays du monde.

Ainsi, les Chinois du nord avalent l'eau-de-vie, comme de l'eau, et « cette horrible boisson, dit M. Hue,

« missionnaire, fait leurs délices. Un grand nombre se
« ruinent en eau-de-vie, comme d'autres au jeu ; seuls
« ou en compagnie, ils passent des journées entières et
« quelquefois les nuits à boire, par petits coups, jusqu'à
« ce que l'ivresse ne leur permette plus de porter la
« coupe à la bouche ; quand cette passion s'est emparée
« d'un chef de famille la misère, avec tout son cortège, ne
« tarde pas à faire son apparition dans la maison. Les
« brûleries ont coutume de donner l'eau-de-vie, à crédit
« pendant toute l'année, aussi personne ne se gêne, on
« va continuellement puiser selon sa fantaisie à cette
« source inépuisable (Hue). »

Nous pourrions compléter ces considérations par ce que
l'antiquité nous apprend à ce sujet.

Le philosophe Sènèque nous a transmis un tableau
frappant de l'intempérance romaine, sous les empereurs
de la décadence :

« De là, dit Sénèque, cette pâleur, ce tremblement de
« nerfs qu'a pénétrés le vin, ces maigreurs, par indigestions
« plus déplorables que celles de la faim ; de là, cette in-
« certaine et trébuchante démarche, cette allure, cons-
« tamment chancelante comme dans l'ivresse même ; de
« là, cette eau infiltrée, sous la peau, ce ventre distendu
« par la malheureuse habitude de recevoir outre mesure ;
« de là, cet épanchement, d'une bile jaunâtre, ces traits
« décolorés, ces conceptions.

« Parlerai-je de ces vertiges, de ces tortures d'yeux et

« d'oreilles, du cerveau qui bouillonne et que les **vers**
« **semblent ronger ? »**

Nervorum sine sensu jacentium, aut palpitatio, sine
intermissione vibrantium, quid capitis vertigines
dicam? Quid oculorum, auriumque tormenta et ce-
rebri æstuantis verminationes? (SÉNÈQUE. *Épistola* 95,
§ 16).

Il ne nous reste plus, après ces considérations, qu'à entrer
dans le domaine des faits pathologiques.

Les principaux symptômes de l'intoxication alcoolique
sont constitués par les tremblements des pieds et des
mains, l'affaiblissement, la paralysie, les soubresauts des
tendons, les spasmes. Ce n'est que dans une période
avancée que l'on observe les convulsions et les accès
épileptiformes.

Dans la sphère sensitive, on observe des fourmillements
des douleurs névralgiques, de l'hyperesthésie.

Plus tard, surgissent les phénomènes dépressifs, la
diminution de la sensibilité générale, les troubles dans
les organes des sens, l'embarras de la parole, enfin les
modifications morbides, dans les fonctions génératrices,
coïncidant avec les progrès de la paralysie, modifications
qui agissent d'une manière funeste sur la fécondité des
femmes.

Il en résulte des dégénérescences héréditaires, frappant la progéniture des individus qui ont fait abus des
spiritueux.

Le premier phénomène que nous remarquons, chez l'homme qui fait abus d'alcool ou de boissons fermentées : c'est l'ivresse.

Elle est caractérisée par un redoublement d'activité dans les fonctions physiques et dans l'évolution des idées ; à cette période succède un état de dépression et d'excitation alternatives, puis enfin l'hébétude, la résolution des membres et le sommeil comateux.

La période d'excitation peut parfois se traduire sous forme de délire, *delirium tremens*, folie alcoolique, qui peut éclater subitement, mais qui, en général, est toujours précédé de pesanteurs d'estomac, d'insomnie et de rêves fantastiques.

L'alcoolisme chronique détermine différents troubles généraux, dans les appareils de l'économie.

C'est ainsi qu'on observe des troubles de la digestion, des vomissements, des diarrhées et des épanchements.

Les fonctions importantes du foie sont altérées, de là, son état granulé, sa cirrhose et l'atrophie de ses éléments. Du côté des reins, nous trouvons la maladie de Bright. Sous l'influence de l'excitation, le cœur s'hypertrophie, et subit, ainsi que le système musculaire, une dégénérescence graisseuse.

La circulation artérielle et veineuse n'échappe pas aux troubles signalés dans le système nerveux.

Les vaisseaux subissent une dilatation due à l'arrêt du

sang dans le cerveau, et d'autre part, à la congestion qui résulte de l'hypertrophie du cœur!

Aussi peut-on constater la rupture des vaisseaux, qui engendre les extravasations du sang, ainsi que l'apoplexie, plus fréquente qu'on ne le suppose chez ceux qui font abus de l'alcool.

Enfin, le cerveau chez les alcooliques, sous l'influence de la dégénérescence, subit une atrophie partielle ou générale; cette dernière est la plus commune.

L'alcool agit directement sur le système nerveux, par son mélange avec le sang.

Une des conséquences de ce mélange, d'après Schultz, est que le sang devient impropre à la résorption d'oxygène qui lui est nécessaire, ainsi qu'à l'élimination de l'excès d'acide carbonique.

L'artérialisation devient incomplète et la prédominance du sang veineux en est le résultat final.

Quelque soit le mode d'action de l'alcool, nous ne devons pas moins considérer la dégénérescence physique de l'espèce comme le résultat des excès commis par les buveurs, et que sous cette influence l'intelligence se détruit et les sentiments se dépravent.

Aucune affection ne se présente aussi infaillible et sous une forme aussi désespérée, elle a ses formes prodromique, paralytique, convulsive et épileptiforme.

Elle revêt le caractère de certaines affections névropathiques telles que la mélancolie, la manie, la stupidité.

Les hallucinations jouent aussi un rôle important dans l'évolution des phénomènes nerveux, elles déterminent des tendances au suicide et à l'homicide.

Au point de vue individuel, au point de vue social, l'alcoolisme constitue, plus que jamais de nos jours, un grand danger et une plaie immense. Aussi, sous l'influence de cette incubation journalière, les peuples marchent-ils insensiblement à leur ruine et se creusent-ils eux-mêmes leur tombe, entraînant avec eux une série de générations.

De là, dans les grandes villes, dans les capitales, telles que Paris, Londres, etc., ce tableau écœurant des classes ouvrières fatalement vouées à une destruction rapide, ne laissant pour trace et pour souvenir de leur passage dans la vie, que le tableau même de leurs souffrances et de leurs infirmités. Peut-il en être autrement, lorsqu'on songe que Paris s'éveille et se couche le verre à la main.

Aussi combien d'enfants, combien d'êtres nés inviables, et couchés sur nos registres de décès civils !

Combien d'enregistrés dans la population des hôpitaux et dans les asiles ouverts à la misère humaine !

L'Angleterre, qui parmi les nations, tient le premier rang, au point de vue de la consommation de l'alcool, est la première aussi, par le nombre de ses victimes.

Les trois quarts des criminels, les deux cinquièmes des pauvres, la moitié des aliénés, le tiers de morts subites ou prématurées appartiennent en effet à des ivrognes.

L'Écosse, en 1862, a fourni, de son côté, sous l'influence de l'alcool, 94,908 individus en état d'ivresse.

L'Amérique, qui fait concurrence à la Grande-Bretagne, compte, par année, 375,000 ivrognes, et 37,000 décès dus à des excès(Junod).

Avant la loi du 3 février 1873, l'ivresse en France n'était point interdite et justifiable des tribunaux.

L'ivresse, malgré ces mesures, n'en reste pas moins à l'ordre du jour et continue à progresser. En 1856, on relevait 99 entrées d'alcooliques à Bicêtre.

ALCOOLIQUES

En 1860 207
En 1864 300
En 1870 377

Paris lui-même a donné lieu par sa consommation à la statistique suivante :

De 1825 à 1830. . . . . 69,071 hectolitres d'alcool
De 1831 à 1835. . . . . 72,315 —
De 1836 à 1840. . . . . 91,588 —
De 1841 à 1845. . . . . 110,762 —
De 1846 à 1850. . . . . 116,200 —
De 1851 à 1854. . . . . 150,047 —
De 1855 à 1860. . . . . 200,000 —
Enfin de 1879 à 1880 à 225,211 hectolitres

Pour la France entière, nous relevons la consommation suivante :

En 1788 elle s'élevait à. . . .   168,857 hectolitres
En 1826 à   —   . . .   906,339   —
En 1840 à   —   . . . 1,088,332   —
En 1846 à   —   . . . 1,575,000   —
En 1862 à   —   . . . 2,752,000   —

De 1876 à 1880 la moyenne s'étend à 1,500,000 hectolitres.

A cette action manifeste de l'alcool sur le tempérament des peuples, est venue s'ajouter celle des liqueurs, telles que l'absinthe, boisson dangereuse au suprême degré, et qui s'est partagé avec l'alcool l'empire du jour.

On a vu et l'on voit en effet de nos jours une bifurcation se produire dans l'itinéraire affecté des buveurs.

Une partie d'entre eux intoxiqués jusqu'à saturation, quittent tout d'un coup l'alcool, et se jettent éperdus dans les bras de l'absinthe.

C'est pour eux un changements de goût et de couleur ; il semble que, devant cette liqueur vert émeraude, l'alcoolique abandonne les bancs vulgaires où la démocratie s'accoude, pour parler, discourir, s'échauffer, déraisonner et boire, et se place sombre et froid, atteint de cette monomanie rigide et aristocratique, qui lui fera un jour rechercher le suicide.

A part les propriétés toxiques, qui lui sont communes

avec l'alcool, l'absinthe donne lieu à des convulsions épileptiformes.

MM. les Drs Pidoux, Trousseau, Motet, et de nos jours M. le Dr Magnan, ont constaté qu'à faible dose, l'absinthe donne lieu à des vertiges, des contractions musculaires, à des mouvements convulsifs et produit de véritables attaques d'épilepsie.

Aux dires du Dr Magnan, 31 sur 377 alcooliques sont entrés dans le courant de 1874 et 1875 à Sainte-Anne, atteints de convulsions, et de symptômes épileptiformes, engendrés par l'absinthe.

On peut se rendre compte de cette propriété toxique, quand on sait que l'absinthe, indépendamment de l'alcool à 70 qu'elle renferme, comprend des huiles volatiles d'anis, d'angélique, de cardamone, d'absinthe et autres dont l'action s'associe à celle de l'alcool.

Si nous nous sommes étendu longuement sur les effets de l'alcool, pour en montrer tous les inconvénients, nous ne devons pas taire aussi que, pris à des doses rationnelles, il a mérité par la stimulation alcoolique qu'il procure, d'occuper de nos jours une place toute particulière dans la thérapeutique.

Il agit donc comme stimulant chez les individus affaiblis, épuisés ; et non-seulement, chez eux, mais encore d'une façon générale chez les peuples qui ont à lutter contre les actions déprimantes d'un climat.

M. Marvaud a publié en 1872 un ouvrage tout particulier sur l'alcool et son action physiologique, son utilité et ses applications en hygiène et en thérapeutique.

Aussi depuis et bien avant même, la médication alcoolique est-elle venue s'imposer dans le traitement des maladies inflammatoires, des pneumonies et des phtisies pulmonaires, bien que pour ces dernières, au dire du Dr John Bell, ce traitement ne puisse que favoriser le développement de la tuberculisation.

Quoi qu'il en soit, ce qu'il importe de connaître avant tout, c'est le cas où il convient d'utiliser l'alcool au point de vue de l'hygiène, et de savoir dans quelle mesure dans l'usage domestique, il peut exercer une action bienfaisante ou désastreuse sur la santé individuelle.

Ainsi l'on saura, que 100 grammes de vin ordinaire renferment 9 pour 100 d'alcool, et suivant les vins dont on fera usage cette quantité pourra augmenter :

Le Château-Latour, fournira   9,30 pour 100

Le Mâcon   10   —

Le Volnay.   11   —

Le Beaune.   12,30   —

Le Cahors.   12,33   —

Le Chablis.   12,54   —

Le Lunel   13,70   —

Le Xerès.   17   —

Le Madère.   20   —

Les boissons fermentées et gazeuses renferment aussi de l'alcool :

La bière de Paris contient par exemple 2 pour 100 d'alcool
La bière de Strasbourg. . .   de 3 à 4   —
Le cidre . . . .   de 4 à 8   —

Aussi grands que soient les dangers auxquels expose l'alcoolisme chronique, la forme paralytique qui en découle ne saurait être aussi irrévocablement condamnable que celles des affections et des sentiments psychiques.

Sur la somme totale des aliénés paralytiques, on peut compter, en effet, plus d'un tiers de guérisons.

On a employé, comme traitement, tour à tour, l'opium, le camphre, les préparations de fer, les sels de zinc, le chloral, la digitale, enfin l'alcool, qui paraît donner avec l'usage du quinquina, les meilleurs résultats.

Le traitement moral doit surtout dominer tous les autres.

Traitement.

Comme prophylaxie, naus demandons des lois spéciales, grevant d'impôts plus forts encore le commerce de l'alcool, et en particulier l'absinthe, afin de la soustraire au courant de la consommation sociale.

Ce n'est que par ce moyen que la santé publique pourra se trouver placée hors d'atteinte du cadre des phénomènes nerveux procréés par l'ingestion immodérée de pareilles boissons.

La consommation totale des spiritueux n'est pas, du reste, répartie uniformément dans les différentes régions de la France.

Elle prédomine au nord, à l'instar du tabac, et atteint un maximum; elle baisse dans le sud et atteint un minimum.

C'est dans les départements de la Seine, du Nord, Côtes-du-Nord, Manche, Finistère, Meurthe et Vosges, qu'elle atteint les chiffres les plus élevés, et que, sous cette influence, les maladies atteignent le plus haut degré.

Quelle étude philosophique à déduire de l'accroissement des maladies mentales depuis près d'un siècle, étape qu'a dû franchir la civilisation moderne pour arriver à ce que l'on considère actuellement comme son apogée !

Le tableau est intéressant et vaut la peine d'être dévoilé.

En 1801, le département de la Seine comptait 946 aliénés.

80 ans après, 31 décembre 1881, ce chiffre s'élève à 7,769, ce qui constitue une augmentation de 7,023.

La moyenne des entrées et des sorties pendant ces huit années s'élève à 88, à 132 pour la période de 1861 à 1870, et à 152 pour celle de 1871 à 1880.

La population d'aliénés a plus que sextuplé.

Si l'on recherche la proportion respective à chaque sexe, on trouve que jusqu'à 1860, le nombre des femmes admises dans les établissements était supérieur à celui des hommes.

On pouvait établir la proportion suivante :

Femmes . . . . 55,54 pour 100
Hommes 44,55   —

Depuis cette époque on peut renverser les chiffres.
De 1861 à 1870 :

Hommes . . . . 52,96 pour 100
Femmes 47,04   —

De 1871 à 1880 :

Hommes . . . . 54,60 pour 100
Femmes 45,30   —

Du 1er janvier au 31 décembre 1880, les admissions par séquestration ont atteint le chiffre de 2,781.

Soit. . . . . 1,545 hommes
Et . . . . 1,239 femmes.

En 1879, les admissions atteignaient le chiffre de 2,800.

Soit. . . . . 1,544 hommes
Et . . . . 1,256 femmes.

Il y aurait, pour l'année 1880, une différence en moins de 16 admissions, mais nous devons ajouter pour 1880, le total des placements volontaires qui s'élève à 253, ce qui constitue pour l'année 1880 la somme de 3,037.

Si l'on compare les âges des malades, on constate que, sur 2,158 admis en 1880, il y en a eu 513 (277 hommes,

236 femmes), âgés de 30 à 40 ans. C'est cette période qui fournit le plus fort contingent.

Sous le rapport de l'état civil, ce nombre permet de compter.

Mariés	514	hommes
	442	femmes.
Total	956	
Célibataires	450	hommes
	402	femmes.
Total	852	
Veufs	119	hommes
	207	femmes.
Total	326	
État civil inconnu.	119	hommes
	8	femmes.

Ce sont les professions manuelles et mécaniques qui fournissent le plus grand nombre de malades. Les professions libérales ne figurent que pour 68.

Pour 214 cas la cause est l'hérédité.

Les excès alcooliques comptent . .	322	cas
Les chagrins domestiques.	84	—
Les chagrins résultant de perte de fortune	17	—

On voit que les abus alcooliques occupent le premier rang et représentent à notre époque une proportion exprimée par 14, 92 pour 100, à peu près 15 pour 100 de la totalité des cas d'aliénation attribuée à des causes physiques.

Les cas fournis par la population étrangère à la France peuvent s'évaluer à 171. Le plus fort contingent s'exprime par 51 pour la Belgique, et par 26 pour l'Allemagne.

La France affecte au traitement des étrangers qui viennent perdre la tête chez elle, une dépense de 60,000 fr., débours remboursé en tout ou en partie par les nations respectives.

C'est ainsi que l'Allemagne se charge du rapatriement de ses malades, mais ne va pas au delà.

L'Italie, la Belgique, le Danemark, la Hollande, la Grèce, ne payent absolument rien.

La Russie et la Suisse, par contre, remboursent intégralement tous les frais.

La proportion des guérisons est de 1, pour 8,25 malades traités.

Soit pour les hommes 1 sur 6,89 malades et pour les femme 1 sur 10,24 malades.

Voici du reste, dans quelle mesure se trouvaient répartis au 31 décembre 1880 les malades de cette catégorie dans les établissements :

Asile Sainte-Anne.	882
Asile de Ville-Evrard	989
Asile de Vaucluse.	754
Bicêtre	631

La Salpêtrière 698

Asiles des autres départements . . 4095

Le budget affecté s'est élevé en 1879 au chiffre de 4,406,683 francs.

Celui de 1880 s'est élevé à 4,475,991.

Nous constatons donc une augmentation de 69,307 francs et cette plus-value est due à l'accroissement du nombre des aliénés traités.

En conformité d'une décision du Conseil général de la Seine, un établissement hospitalier est en voie de construction sur le territoire de Villejuif.

Cette maison de refuge ne recevra que des malades atteints de maladies mentales incurables, ce sera donc l'établissement des incurables.

On y logera, dans deux différentes divisions, un total de 1200 individus. La dépense est évaluée à 4,211,383 francs.

Les maladies nerveuses dont les cycles évolutifs conduisent fatalement à l'aliénation mentale, sous ses différentes formes, excitatives ou dépressives, ont une large part dans la répartition du budget de l'État.

En étudiant de près ce côté intéressant de la question au point de vue nerveux, de l'aliénation mentale, nous trouvons pour la France entière, sous l'influence des causes plausibles et déterminantes, inhérentes à l'hérédité, aux ébranlements nerveux de notre époque en voie d'enfantements, à l'abus des alcools, à l'épuisement des forces vitales de l'organisme, nous trouvons, disons-nous, un ensemble d'individus atteints, s'élevant au chiffre de 70,000 et répartis à la fois dans les établissements de l'État, dans les maisons départementales, et dans les maisons de santé privées.

On conçoit ici, laissant de côté le traitement purement médical, le rôle puissant de l'hygiène, appelée à remplir en pareille circonstance une double fonction, s'appliquant à la fois au bien du corps et à celui de l'âme.

Ce sont les chefs-lieux de départements, les centres qui fournissent surtout le plus grand nombre d'aliénés, par rapport à la population rurale et cela dans le rapport de 5 à 1.

Doit-on s'en étonner, devant les aspérités incessantes de l'existence moderne, au sein des agglomérations mouvementées des grandes cités du jour?

DEUXIÈME PARTIE

CHAPITRE I

HYGIÈNE DES NÉVROSES. — ÉPILEPSIE

Notre époque étant essentiellement nerveuse, il est bien naturel d'enregistrer ces affections connues sous le nom d'épilepsie, d'hystérie, d'hystéro-épilepsie, de nervosisme et de névropathisme.

ÉPILEPSIE

L'épilepsie n'est pas une affection moderne, l'antiquité l'a connue sous le nom de maladie divine, sacrée ; *morbus sacer*.

Elle a été le thème de bien des discussions, et son siège anatomique précis reste encore de nos jours *ad libitum*.

Dans l'antiquité, Socrate y a attaché son nom, après lui est venu Celse, qui compare les épileptiques à des léthargiques, viennent ensuite Aretée, Galien, Cœlius Aurelianus, Alexandre de Tralles qui s'élève contre les émissions sanguines et s'occupe de l'épilepsie chez les enfants pour lesquels il recommande une bonne nourrice, une température uniforme, quelques infusions d'eau chaude et des frictions sur la peau.

Plus tard, Rhazès et Avicenne Awerrhoës, Fernel, Paracelse, Théophile Bonnet, Morgagni, Frédéric Hoffmann, le grand Boerhaave, Sauvage, le grand Tissot.

De nos jours, Legrand du Saule, Lassègue, Vulpian, Charcot, Richet.

Aristote, dans l'antiquité, appelle cette affection *morbus herculeus* (mal d'Hercule). Il paraîtrait qu'au bout de de ses travaux, Hercule se serait trouvé mal.

Ce qui sort toutefois du domaine de la fable, ce qui est évident, c'est que les écrits anciens nous rapportent que dans les assemblées publiques, à Rome, en plein forum, il n'était pas rare d'assister au spectacle d'un Romain se trouvant mal, et tombant tout à coup atteint de convulsions (mal comitial). Dès cette époque, on avait remarqué l'influence de la lune sur la marche de l'épilepsie.

Cette influence peut-elle être admise de nos jours? Quel serait son mécanisme?

Dans le parcours des siècles, bien des grands hommes ayant joué un rôle parmi leurs contemporains, auraient été frappés de cette affection.

C'est ainsi qu'on a cité, César, Mahomet et tant d'autres !

Ainsi sous la prévention d'une crise, s'expliquerait peut-être chez le premier l'hésitation dont il fit preuve devant le Rubicon, avant d'avoir prononcé son fameux *alea jacta est* !

De même chez le second, ce goût marqué pour la solitude, la retraite, où les versets du Coran lui étaient, soit disant, dictés !

Quoi qu'il en soit, laissant de côté la partie historique, nous devons dire que l'épilepsie est une affection caractérisée par l'abolition du sentiment accompagnée de convulsions extérieures plus ou moins générales.

On la divise en :

Idiopathique.

Symptomatique.

Et sympathique.

L'épilepsie idiopathique est caractérisée par des déviations fonctionnelles, sans lésions ; elle constitue une névrose.

Elle est symptomatique lorsqu'elle se rattache à une lésion cérébrale, exemple : « exostoses syphilitiques.'»

Elle est sympathique lorsqu'elle est sous la dépendance, par irradiation, des impressions anormales pouvant avoir leur siège dans toutes les parties du corps, autres que le cerveau et ses dépendances.

Il n'est personne dans le monde qui ne connaisse cette affection, pour l'avoir rencontrée au sein des agitations de la vie.

Que de fois en effet il arrive de rencontrer surtout dans les grandes villes, à Paris, sur le macadam durant l'été, des rassemblements dus à la perte subite de connaissance d'une personne homme, femme, ou enfant.

L'individu s'est laissé choir en avant la tête la première, il a poussé parfois un cri, et vous le trouvez le pouce fléchi, sous les autres doigts fermés, l'écume à la bouche, parfois striée de sang, les yeux convulsés et portés en haut, le visage défait, pâle ou rouge, présentant par suite des tiraillements musculaires péribuccaux, une laideur impossible, ses dents, fortement serrées les unes contre les autres, mordent sa langue, les pupilles sont dilatées, et ses membres supérieurs étendus, contractés, l'un en haut, l'autre en bas.

L'état de raideur dans lequel se trouve cet individu ne tarde pas, avec la disparition de la couleur violacée de la face, a faire place à la période clonique ou de secousses fortes et rapides, qui agitent violemment son corps, et lui font faire des bonds qui obligent à le maintenir, et à le préserver contre les coups qu'il pourrait se donner.

Enfin à cette période s'ajoute celle de stertor, de ronflement trachéal, de sueurs profuses, et d'une haleine dont l'odeur fétide est due à un dégagement d'ammoniaque.

Cette attaque d'épilepsie dure environ de trois à dix minutes, elle est suivie, le plus souvent, d'un sommeil qui peut durer quelques heures, et qu'il ne faut pas interrompre, afin que le malade reprenne son intelligence.

Lorsqu'il se réveille, l'épileptique que vous avez rencontré, si vous restez jusqu'au dénouement complet, est hébété, il n'a pas souvenance de ce qui lui est arrivé, il éprouve seulement de la lassitude, de la courbature et un violent mal de tête. Son aspect est sombre et rêveur. Tels sont les phénomènes qui constituent le grand mal, autrement dit, l'épilepsie, dont l'individu s'est trouvé atteint.

A côté de cette forme, se place encore la petite attaque caractérisée par le vertige, les absences, préludes divers constituant le petit mal.

Différentes causes peuvent influencer l'épilepsie; dans ce nombre nous devons citer l'hérédité.

Echeverria, sur 306 malades, en signale **80 chez** lesquels l'hérédité joue le principal rôle.

M. le Dr Voisin, sur 35 enfants, en signale **16 dans ces** mêmes conditions.

L'épilepsie peut du reste franchir une génération.

Elle peut être produite encore par des causes agissant d'une autre manière, mais toujours avant la naissance à l'état congénial, cette névrose est alors sous la dépendance d'accidents survenus pendant la vie intra-utérine (contusions, chutes, impressions vives).

C'est ainsi que M. le Dr Voisin a vu plusieurs cas, dans lesquels l'épilepsie paraissait causée par des frayeurs pendant la grossesse.

L'âge avancé des parents, et la consanguinité peuvent développer l'épilepsie chez les enfants.

L'âge ne semble pas avoir d'influence sur l'apparition

de cette affection. Cependant elle est plus fréquente chez l'enfant et l'adulte.

Le tempérament nerveux prédispose à cette maladie. Les excès sexuels pareillement : *coetum parvam esse épilepsiam*.

L'état général fournit, à la vérité, un élément étiologique de premier ordre. Sur 95 épileptiques, M. le Dr Voisin en signale 12 ayant des antécédents tuberculeux et scrofuleux.

Le rachitisme, la syphilis se rencontrent dans d'autres cas ainsi que les intoxications et tout spécialement l'alcoolisme. M. le Dr Magnan accuse surtout l'absinthe.

Pour guérir cette affection on a pour ainsi dire épuisé tout l'arsenal des médicaments, sans arriver à un résultat concluant lorsqu'il s'est agi d'une épilepsie symptomatique c'est-à-dire rattachée à une lésion cérébrale ; le bromure de potassium, dans ces cas là, s'est encore montré un des remèdes les plus efficaces. C'est sur lui qu'il faut surtout compter pour amender la maladie et en modifier les récidives.

Quoi qu'il en soit de cette forme, comme des autres, il est un traitement général qui convient à toutes, et dont le malade se trouvera bien, nous entendons parler de celui qu'offre l'hygiène, car ces affections nerveuses relèvent plus que toutes autres de l'hygiène, et de son application opportune.

Nous tracerons donc ici la ligne de conduite qu'ont à suivre l'épileptique et les personnes de son entourage.

Traitement de l'accès.

Et d'abord, quels sont les soins à donner par les personnes étrangères ou parentes à une personne atteinte d'épilepsie, surprise à l'improviste d'une attaque.

En premier lieu, elles devront empêcher que le malade ne se blesse, et pour cela faire on devra le transporter aussitôt sur un lit et l'étendre dans la position horizontale.

On le débarrassera de ses vêtements, de sa cravate, de son corset, s'il s'agit d'une femme ou d'une fille, afin que la respiration et la circulation ne soient pas gênées ; on évitera ainsi de favoriser une congestion pulmonaire, ou une congestion cérébrale.

Afin de diminuer l'afflux du sang, qui a une tendance toute particulière à se porter vers les membres supérieurs, on aura soin d'élever la tête du patient au moyen d'oreillers et de la tourner sur le côté, afin de favoriser l'écoulement de la salive, qui tend à s'accumuler dans la bouche et expose le malade à l'asphyxie.

Il faut aussi pour éviter que l'épileptique ne coupe ou ne dilacère sa langue, interposer, aussitôt, entre les dents un corps quelconque, à la condition qu'il soit assez volumineux pour permettre la séparation, l'entrebaillement des mâchoires.

Tissot avait recours dans ces cas à l'application d'une serviette fine ou d'un mouchoir roulé, ce qui est d'une application analogue et qui a pour avantage d'être plus doux.

On ne devra pas, comme il arrive de le voir faire souvent, s'efforcer d'ouvrir les doigts convulsés de l'épileptique, on ne peut, en effet, par ces tiraillements, que contribuer à exagérer la crise.

Nous ne sommes pas, d'autre part, partisan de cette méthode qui consiste à porter sous les narines du malade un flacon d'ammoniaque ou un sel quelconque.

Les dangers qui se rattachent à ces soins peuvent être grands ; et dans une maladie de ce genre à répétitions, il peut survenir des accidents mortels.

On se contentera de jeter sur la face violacée du malade quelques gouttes d'eau froide vinaigrée ; quelques applications de compresses froides le long de la partie dorsale de la colonne vertébrale, au moment des convulsions, pourront aussi avoir leur à propos.

Enfin, au déclin de la crise, on pourra décharger l'afflux veineux sanguin des parties supérieures, par l'application de sinapismes durant l'espace de dix minutes.

Tels sont les soins immédiats à donner à un épileptique.

Quant au traitement hygiénique général, il consiste à la fois dans l'hygiène de l'âme et celle du corps.

L'hygiène de l'âme est capitale dans cette question qui nous intéresse. L'épileptique doit être en effet entouré des soins les plus affectueux, les plus assidus, on doit aller au devant de ses désirs autant que possible, éviter de le faire mettre en colère, ou de le contrarier.

La vie autour de lui doit être calme et sereine, on évitera le bruit, le trop grand tapage, les cris, empreints soit d'emportement, soit de surprise et de terreur, en un mot tout ce qui peut retentir sur cette nature, de verre au point de vue de la susceptibilité.

Les travaux intellectuels auxquels peut se livrer l'épileptique devront être de courte durée, il est même préférable de lui faire la lecture à haute voix, et de pourvoir ainsi par intermédiaire à sa nourriture intellectuelle. Les exercices devront être variés, et l'attention de l'esprit retenue peu de temps sur un même sujet.

Hygiène du corps.

L'hygiène du corps consiste parfois dans le changement de climat pour l'épileptique. Aussi s'il habite un climat trop froid ou trop chaud, doit-il rechercher un pays à atmosphère stable et à chaleur modérée.

Sa chambre à coucher sera également grande, aérée ; elle sera ouverte dès son lever.

Lui-même, après avoir pris des lotions journalières, des grands bains, des bains de pieds, et s'être fait faire quelques frictions à l'eau-de-vie camphrée, devra sortir et se livrer à la promenade de bonne heure.

Il devra être couvert de vêtements chauds l'hiver,

porter la flanelle sur la peau ; son cou ni sa poitrine, homme ou femme, ne devront pas être serrés par des cravates ou des corsets, afin d'éviter les congestions. Il portera également les cheveux courts et ras, et facilitera l'été par l'usage des chapeaux de paille, l'évaporation de la chaleur de la tête qu'il devra au lit maintenir toujours haute et reposant sur un oreiller ferme.

En songeant combien une existence sédentaire, oisive est nuisible à l'homme en parfaite santé, on conçoit d'un autre côté, tous les inconvénients qui se rattachent à un genre de vie inerte chez les épileptiques.

Hippocrate et tous les médecins anciens ont recommandé les exercices corporels, les promenades dans les lieux tranquilles et salubres, avec des points de vue, des horizons riants.

Galien conseillait la promenade avant les repas.

Esquirol a dit à son tour : « L'épileptique se livrera à la culture de la terre, montera à cheval, s'exercera à la gymnastique, à la natation, à l'escrime. »

Ces idées sont encore celles que professent, de nos jours, la plupart des spécialistes.

Régime.

Le régime de l'épileptique offre une importance réelle, Tissot considère la sobriété comme la base de toute guérison, c'est ainsi qu'il conseille les viandes blanches, le poisson, les légumes, les farines, les fruits mûrs. Il rejette les viandes noires, les chairs grasses, salées, fumées, l'anguille, la raie, les écrevisses, les truffes. L'eau doit être l'unique boisson de l'épileptique.

Toute infraction à la tempérance est suivie d'un surcroît d'accès.

La diète des épileptiques doit être surtout végétale, légumes frais, fruits rafraîchissants, pruneaux.

Tissot recommandait le lait. L'épileptique devra s'attacher à avoir les fonctions libres, et, pour cela, il devra recourir, de temps en temps, aux purgations.

Pour ce qui a trait aux fonctions sexuelles, il devra s'en abstenir, la plupart des médecins partagent cet avis à cet égard, et concordent avec Tissot, qui dit que ce serait se jouer du bonheur des unions conjugales que de conseiller le mariage aux épileptiques.

Quoi qu'il en soit, la question est grave au point de vue procréatif, et c'est à l'expérience qu'il faudra s'en remettre à l'avenir.

Telle est l'hygiène que doit observer l'épileptique et dont il tirera certainement profit.

L'hystérie.

L'hystérie est une affection nerveuse, une névrose de l'utérus et de ses annexes, les ovaires, qui paraissent en être le point de départ.

Étudiée dans l'antiquité, étudiée encore de nos jours, cette névrose constitue une affection particulière et familière à la femme, à la jeune fille.

C'est d'elle que Sydenham a dit : l'hystérie est un véritable Protée qui se présente sous autant de couleurs que le caméléon.

Cette névrose complexe ne répond à aucune lésion précise, elle a pour champ de course le système nerveux tout entier.

L'hystérie est connue depuis qu'il existe une civilisation (Briquet). Cette affection peut se rencontrer chez l'homme, on la trouve dans la proportion de 1 sur 40.

D'après Briquet, les hystériques ont 25 pour 100 des parents atteints de maladies nerveuses ou mentales.

La moitié des mères hystériques donnent naissance à des hystériques.

On la rencontre fréquemment chez les domestiques, ouvrières de Paris et filles soumises.

Sur 199 filles, Briquet en signale 106 hystériques ; l'hystérie comme l'épilepsie a ses prodromes, son attaque.

Le point de départ est une douleur vive à l'estomac ; comme un resserrement, la douleur s'irradie, puis s'élève, la femme ou la jeune fille éprouve comme le sentiment d'une boule, d'un peloton, qui monte, monte toujours, et finit par arriver à la gorge, ce qui lui fait dire qu'elle étouffe et qu'on l'étrangle. Elle perd alors connaissance, pousse un cri parfois, et tombe dans la forme tonique ou de contractures, puis dans celle des convulsions, projection de la poitrine et de l'abdomen en avant, accompagnée de délire (forme libidineuse).

On constate, chez la femme, des paralysies passagères du mouvement, intéressant la moitié du corps, des troubles dans la sensibilité, anesthésie et analgésie, diminution de sensibilité, d'autres fois, on trouve des zônes du corps hyperesthésiées donnant lieu à des spasmes musculaires, excès de sensibilité.

Enfin, cet état s'accompagne de fièvre, d'agitation et de vomissements.

Traitement.

L'hérédité jouant un très grand rôle, il faut prendre des précautions spéciales chez les enfants issus de parents hystériques, et pendant la grossesse de la mère, éviter toutes les émotions, toutes les causes d'excitation.

En général, il ne faut pas laisser nourrir la mère. Il faut choisir une nourrice robuste et saine.

Dans l'éducation, on développera le côté physique, c'est-à-dire qu'on aura recours aux exercices, aux promenades, aux courses, à la gymnastique, aux bains, à l'hydrothérapie, aux douches froides.

On évitera de développer, par trop, le côté intellectuel, et surtout affectif.

On recherchera l'habitation à la campagne, loin des villes et de la promiscuité.

On proscrira les bals, les soirées, les toilettes, les histoires, et la lecture des romans.

Tissot a dit avec raison : si votre fille lit des romans à 15 ans, elle aura des vapeurs à 20 ans.

Quant à la musique, on devra la laisser complètement de côté, comme nuisible et ne pouvant que prédisposer à la mélancolie et à la rêverie, dont il faut préserver, à tout prix, la malade.

L'indication la plus naturelle qui se présente pour la cure ou l'amélioration d'une telle affection, où tout un système est resté emprisonné dans ses fonctions, livré à lui-même, est certainement constituée par le mariage.

Hippocrate, ce grand observateur, avait appelé l'attention sur ce point, au sujet de l'hystérie : « *Nubat illa et morbum effugiet.* » Et plus loin, il avait ajouté : « *Ego inspero virgines his morbis affectas quam citissime cum viro fungi.*

Ne voulant pas être exclusif, nous dirons que le mariage heureux peut être utile pour la jeune fille hystérique, mais nous ne tairons pas qu'un mariage malheureux peut aggraver cette affection.

D'autre part, nous ne pouvons taire les paroles de Franck sur ce chapitre : « Peut-on imaginer quelqu'un de plus malheureux que le mari d'une hystérique. »

A part ce genre de maladie, c'est encore chez la femme,

chez la jeune fille que nous trouvons cette forme hybride qu'on appelle hystéro-épilepsie qui participe à la fois à l'hystérie et à l'épilepsie par ses phénomènes, et qui exige à la fois le traitement approprié à l'une et à l'autre affection et pour laquelle l'administration du bromure de potassium à haute dose constitue le traitement le plus judicieux.

Nervosiques, Névropathiques.

On doit comprendre sous ces dénominations identiques analogues, toute une série de gens communs de nos jours, sujets à des phénomènes nerveux, à des vapeurs, des malaises indices d'une altération générale du système nerveux sans lésion permanente d'un organe particulier.

Ces gens-là sont atteints de surexcitations et de dépressions nerveuses alternatives, ils éprouvent des névralgies, des migraines, des points douloureux dans les différentes régions du corps, tantôt sous la forme de simple douleur, tantôt s'exagérant et prenant le caractère lancinant de sentiment de chaleur brûlante, et s'irradiant sous les différentes parties du corps, mobiles, fugaces, intermittents.

Les individus affectés présentent les phénomènes d'agitation ; leurs membres sont animés de tremblements nerveux, les digestions se font difficilement chez eux, ils éprouvent des nausées, des vomissements. Les fonctions

intestinales s'opèrent imparfaitement, d'où troubles réflexes, et congestions vers les centres nerveux, qui engendrent des hallucinations et du délire.

La vue et l'ouïe chez ces individus, participent également à des troubles visuels, mouches volantes, scintilla-
tions, tintements et bourdonnements d'oreille.

Les malades sont très susceptibles aux émotions et aux
situations qu'ils s'exagèrent ; ils sont loquaces et tour à
tour excités, ou sombres, taciturnes. Ils sont sujets à de la
fièvre, et sont souvent altérés.

Ces individus dorment et mangent peu, aussi, maigris-
sent-ils rapidement ; cet état ne fait qu'augmenter l'imparfaite fonction de leur nutrition, aussi finissent-ils par
tomber dans le marasme, ou à la suite de complications,
ils succombent.

Le traitement, en pareille occurence, doit surtout avoir
pour objectif les fonctions digestives, qu'il faut stimuler
et relever par les amers et les toniques, insistant d'autre
part sur les évacuants intestinaux, en régularisant la
fonction normale des intestins.

Un régime doux, laxatif, rafraîchissant : lait, petit lait,
viandes blanches, poisson, œufs, exercice corporel modéré
à la campagne, repos intellectuel, absolu, compléteront
avec l'usage des grands bains, le traitement auquel on doit
recourir avec le bromure de potassium. Les nervosiques,
les névropathiques devront s'abstenir de café et d'alcool.

CHAPITRE I

TRAVAIL DANS LES MANUFACTURES.
AFFECTIONS NERVEUSES.

Les travaux de l'industries si divers et si multiples, de nos jours, constituent encore pour leur part, hélas! une série d'affections nerveuses portant atteinte à la santé des enfants et à celle des adultes.

Parmi les principales substances employées, que l'on s'est efforcé de rendre le moins nocives que possible, nous devons citer le plomb, le phosphore, le mercure, le cuivre, l'arsenic, et nombre d'autres, dont l'énumération serait trop longue, détails que nous voulons épargner au lecteur, n'ayant point l'intention de faire ici une étude suivie de toxicologie.

Le contact prolongé de ces matières en rapport avec la surface cutanée du corps, mains, pieds, cou, poitrine, donne lieu à des éruptions cutanées et à des phénomènes nerveux, résultat d'une intoxication lente, qui se révèle parfois d'une façon aiguë à la suite d'une absorption continue.

Les symptômes de l'empoisonnement par les sels de

plomb, sont surtout connus sous la dénomination vulgaire de colique des peintres.

Ils consistent en émaciation profonde de la face, teinte ictérique ou sentiment de profonde lassitude et de douleurs musculaires, en coliques violentes, en crampes et tiraillements d'estomac, en vomissements, parfois incoercibles, porracés, en constipation opiniâtre.

Les individus contaminés présentent, la plupart, sur les gencives fongueuses et saignantes, un liseré bleuâtre spécifique.

Du côté de la vie de relation, il existe des troubles dans le mouvement, de la paralysie, atteignant le plus souvent les deux membres supérieurs et intéressant les muscles extenseurs de l'avant-bras, de la main et du poignet, de telle sorte que la main du malade affecte la forme d'une griffe.

La sensibilité se trouve aussi modifiée, diminuée ou exagérée.

La vue participe aussi à ces modifications ; on observe de la cécité passagère.

L'ouïe présente des bourdonnements, des tintements d'oreille.

Du côté du cerveau, on constate de violents maux de tête, du délire nerveux, encéphalopathie saturnine, des convulsions épileptiformes.

Le nombre des individus frappés, chaque année, s'élève à un chiffre respectable pour Paris.

4000 ouvriers environ, soit plombiers, cérusiers, tra-
vailleurs de minium, manipulateurs de vernis à la litharge,
dentelliers, peintres en bâtiments, doreurs sur bois, émail-
leurs, potiers, fleuristes, fondeurs, étameurs, affineurs de
métaux, imprimeurs, lapidaires, tisserands, en rapport
avec le plomb, ses poussières ou les vapeurs de ses al-
liages en fusion, passent, en effet, en traitement dans les
hôpitaux de Paris.

Ne sont point compris dans ce nombre, ceux qui se soi-
gnent à domicile et dont le chiffre peut varier de 1000 à
1200.

Ce qui fait que Paris fournit à peu près 4500 à 5000
individus saturnins.

Généralisant, nous pourrions au point de vue d'une
statistique concernant la France entière, porter par déduc-
tion cette contamination au chiffre de 25 à 30,000 et
quelques individus, sur lesquels la mortalité préleverait
une dîme de 3500 à 4000 par an.

Traitement.

Le traitement préventif consiste surtout dans les soins
hygiéniques, les lavages répétés des mains et des différentes parties du corps mises en contact ;

En bains sulfureux, pris de temps en temps ;

En purgations, dérivations intestinales, s'opposant à la

constipation, limonade sulfurique (lavement purgatif des peintres).

Enfin on pourra faire usage, à l'intérieur, sous forme de bols, d'un mélange de soufre et de miel, dans la proportion de 2 de miel pour 4 de soufre.

Quinze à vingt bols par jour suffiront à faire disparaître le liseré bleu des gencives.

APRÈS LE PLOMB, LE PHOSPHORE.

(Fabrication des allumettes phosphoriques).

Les ouvriers de cette catégorie se trouvent exposés à la déflagration des mastics et à l'absorption des vapeurs phosphorées.

La préparation et le broyage des mastics donnent lieu à des explosions qui peuvent engendrer de fortes brûlures.

Ces dernières revêtent de la gravité, par suite dé la production d'acide phosphorique, acide très corrosif qui se dépose dans la plaie.

Enfin le trempage des allumettes expose encore aux émanations phosphorées.

Ces émanations irritent fortement les bronches, et déterminent des accidents graves, des crachements de sang, des congestions pulmonaires.

L'empoisonnement par le phosphore a une marche lente

et chronique, les individus qui s'en trouvent atteints ont la peau jaune, et maigrissent progressivement.

Ils présentent des troubles nerveux caractérisés par des étouffements, des maux de tête, des engourdissements dans les membres, et un affaissement marqué des facultés cérébrales. On constate aussi des troubles gastriques et intestinaux ; les femmes se trouvent, de leur côté, exposées à l'avortement.

M. le Dr Théophile Roussel et M. Sédillot ont insisté sur l'irritation pulmonaire, et surtout sur l'inflammation des gencives et la nécrose ou la destruction des maxillaires.

Le phosphore pénétrerait, selon le Dr Gubler, jusqu'au périoste (membrane productrice de l'os) ou elle arrêterait le mouvement nutritif.

D'après le Dr Trélat, la mortalité s'élèverait à la proportion de 1 malade sur 2.

Traitement pour les brûlures.

Les parties du corps brûlées doivent être lavées avec de l'éther ou du sulfure de carbone. On peut également recouvrir d'huile les parties intéressées, l'huile s'oppose en effet à la transformation du phosphore en acide phosphorique, par la couche imperméable qu'elle oppose à l'air.

Le contre-poison propre à combattre l'intussusception du phosphore, vapeurs phosphorées, est la térébenthine.

M. Charles de Freycinet à qui nous devons des études

très consciencieuses sur les établissements manufacturiers de l'Angleterre, nous a rendu compte du traitement qu'on applique à l'industrie des produits phosphorés.

On dépose des vases remplis d'essence de térébenthine, dans les salles où se produisent des vapeurs phosphorées, on fait en outre porter, suspendues au cou de chaque ouvrier, de petites boîtes cylindriques, renfermant une quantité minime d'essence de térébenthine qu'ils respirent.

Les ouvriers de ces genres de fabrication doivent observer la tempérance et la propreté et avoir un costume tout particulier pour le travail.

A la fin de leur tâche et avant les repas, ils devront recourir à l'emploi de petites doses de poudre de charbon et de magnésie, et se nettoyer les dents avec un mélange des ces substances.

Des intervalles de repos et quelques sorties de courte durée, au grand air, compléteront l'hygiène.

Mais c'est surtout sur la ventilation convenable des ateliers qu'il faut compter pour chasser les vapeurs phosphorées.

ARSENIC

Ouvriers qui travaillent l'arsenic

La préparation de l'arsenic comprend différentes opérations :

L'extraction du minerai ;

Le broyage ;

Le grillage ;

Et la volatilisation de l'oxyde.

Son extraction ne donne lieu à aucun accident grave, si ce n'est à des éruptions qui ont pour siège, le tronc, les plis du coude et la tête.

Le broyage donne lieu, de son côté, à ces mêmes éruptions mais plus marquées, à des pustules et à des ulcérations.

Le grillage et la sublimation exposent aux vapeurs arsenicales et aux poussières qui deviennent redoutables.

L'empoisonnement aigu ne s'observe pas souvent; l'empoisonnement chronique est également assez rare.

Dans la plupart des cas les ouvriers qui en sont atteints éprouvent des douleurs de gorge, une sensation âcre de chaleur, des vomissements, une soif ardente, des douleurs au creux de l'estomac, des tendances à perdre connaissance.

Le visage est altéré et le pouls est petit.

Plus tard surviennent de fausses douleurs rhumatismales, des vertiges, de l'affaiblissement, des paralysies incomplètes du côté du mouvement (membres inférieurs), enfin de l'amaigrissement.

Les premiers phénomènes, cependant, ont leur manifestation sur la peau et consistent en pustules, érythèmes, papules et vésicules.

Traitement. — On doit recourir à l'usage des bains, à des lavages, à des topiques adoucissants.

M. le Docteur de Pietra Santa préconise les lotions d'eau salée saupoudrées de calomel à la vapeur, appliquées sur les parties malades.

Si l'introduction de l'acide arsénieux donne lieu à des accidents graves, il faut avoir recours à la magnésie et au peroxyde de fer hydraté.

La ventilation doit être observée rigoureusement dans les ateliers.

Les ouvriers doivent porter un costume spécial pour le travail, et bien fermé au cou, sur le devant de la poitrine et aux poignets. Ils devront souvent se laver.

MERCURE

Les ouvriers qui travaillent dans le mercure sont également exposés aux irritations du côté de la peau, aux inflammations des paupières, des gencives et de la gorge; à l'engorgement glandulaire.

Les gencives se tuméfient, deviennent fongueuses, les dents se déchaussent, tremblent, et finissent par tomber.

La bouche se remplit de salive à tout instant (salivation mercurielle et stomatite mercurielle).

Les troubles nerveux sont : l'insomnie, le tremblement des mains et des jambes, des douleurs aiguës, lancinantes dans les muscles, la paralysie des extenseurs et l'affaiblissement intellectuel.

L'intoxication professionnelle peut avoir, pour les femmes, des conséquences au point de vue de la conception ; les enfants qu'elles mettent au monde sont maladifs et rachitiques.

Les étameurs de glaces présentent presque toujours des symptômes d'intoxication mercurielle, altération des ailes du nez, gengivite mercurielle, gonflement des amygdales, vices de nutrition du système osseux, périostoses, éruptions à la tête.

Traitement hygiénique.

Lavages fréquents des parties du corps intéressées et surtout de la bouche.

Vêtement particulier et ventilation des ateliers d'étamage.

M. Meyer a trouvé, dans l'ammoniaque, un agent préservatif contre les accidents mercuriels.

Il suffit pour cela de répandre de l'ammoniaque liquide sur le plancher des salles d'atelier, après le travail, le soir, de cette sorte, l'ammoniaque se répand en une couche uniforme dans l'atelier.

Tout ouvrier atteint doit interrompre son ouvrage et prendre de grands bains tièdes, des boissons diaphorétiques, faire usage à l'intérieur du chlorate de potasse associé à l'opium.

On doit cautériser les gencives avec l'acide chlorydrique. Le régime doit être tonique.

CUIVRE.

C'est sous la forme de poussière fine que l'ouvrier absorbe le cuivre.

Suivant Bailly et Millon, ces particules métalliques qu'un rayon de soleil, traversant une ouverture, fait voir voltigeant sans cesse et tenues en suspension dans l'air des ateliers, viennent se déposer sur les gencives et former à la base des dents un liseré rouge pourpre.

Les chaudronniers sont, par exemple, sujets à ces accidents.

Nous devons dire cependant que s'il y a une absorption rapide, il existe aussi une élimination facile du cuivre par les voies urinaires et cutanées.

Grâce à ce phénomène, l'intoxication par le cuivre se résume à peu de chose, à des coliques avec prostration extrême.

MM. Chevalier et Bois de Lourg prétendent que les accidents survenus chez les individus maniant le cuivre, doivent être exclusivement attribués au carbonate de cuivre.

Traitement.

Il faut avoir soin de nettoyer la bouche et les dents.

On devra recourir à l'usage du lait, aux lavements émollients et calmants.

TEINTURERIES, APPRÊTEURS D'ÉTOFFES.

La profession de teinturier, d'apprêteur d'étoffes donne lieu à des accidents à retentissement vers les centres nerveux.

On dégraisse les étoffes à l'aide de benzine pure versée dans de grands baquets.

L'étalage de ces étoffes sur l'essoreuse qui se met à exécuter un mouvement rapide de rotation pour les sécher, donne lieu à la volatilisation de la benzine.

C'est à ces vapeurs que se trouve exposé l'ouvrier, et c'est à elles qu'il doit l'ébriété dans laquelle il est aussitôt plongé.

C'est aussi à cette action de la benzine sur les centres nerveux, action qui se fait sentir encore sur les mains par des fourmillements et des engourdissements, que les ouvriers entendent faire allusion, lorsqu'ils disent que la benzine attaque les nerfs.

Traitement. — Hygiène.

L'essorage doit être effectué en plein air. L'ouvrier, de son côté, doit porter des gants pour se mettre à l'abri des substances dangereuses.

Ici s'arrête notre étude tronquée sur les manipulations de certains produits utilisés dans l'industrie, industrie variée à l'infini, et dont les manufactures ou établissements pour le seul département de la Seine, s'élèvent au chiffre à peu près correct de 1.629 pour l'année 1881.

Ce travail dans les manufactures est imposant de nos jours, en raison des existences qui s'y trouvent vouées, existences qu'il faut compter par centaines de mille, de tout âge et de tout sexe, dans chaque grand centre.

L'exploitation des forces vitales d'une nation au profit de l'industrie générale, mérite aussi, au nom de la morale, de la justice et de l'humanité, en raison même de la dignité humaine, une surveillance incessante, un esprit supérieur de contrôle assidu, débarrassé de tout lien, de toute entrave, et de toutes considérations, plus ou moins interessées.

Aussi pour ce qui nous concerne, dans cette grande question de l'intoxication, qui relève des travaux manufacturiers, nous ne pouvons, comme bien d'autres, nous empêcher de la considérer comme une cause efficiente, engendant de plein pied des affections nerveuses, et apportant, par conséquent, sa part de contribution au nervosisme de notre époque.

Aussi à ce sujet, le travail manufacturier possède-t-il un double mode d'action.

Dans le premier cas, il suscite des phénoménes nerveux, et nous assistons au spectacle des paralysies, et des phénomènes d'épilepsie, sous l'influence de l'intoxication ; dans le second, il exerce, par une application trop longtemps soutenue, excessive, une action délétère sur le développement physique et moral des individus en voie d'évolution.

La durée du travail, telle qu'elle a été fixée par la législation ancienne et les réglements de 1874 sur cette matière, constitue, à notre avis, un déchet organique de chaque jour, déficit que les recettes : « repos et alimentation » tels que nous les voyons pratiqués dans les classes ouvrières, sont impuissantes à conjurer.

Aussi assistons-nous ici pour les enfants employés au-dessous de 12 ans, au second tableau de la mortalité de l'enfance, emportée, sous une autre forme non moins intéressante, par la phtisie acquise et ses dérivés, la scrofule et le rachitisme.

Les deux cinquièmes de ces enfants, échappés comme des oisillons aux lacets funèbres de la mort de la première enfance, succombent, en effet, avant d'arriver à l'âge adulte, à la suite d'épuisement ou d'affections organiques débilitantes.

Il faut avoir étudié les quartiers populeux de Paris, des grandes cités, pour se rendre compte du genre de nutrition à laquelle se trouve soumise cette jeune et intéressante population des ateliers, enfance dont la frugalité pourrait être comparée à celle de l'écureuil !

On conçoit qu'une prédominance nerveuse s'établisse dans le tempérament de ces enfants, garçons ou filles, au dépens des autres systèmes de l'économie.

Aussi ces enfants, issus déjà de parents nerveux, voués bien avant eux et depuis longtemps aux travaux de l'industrie, sont-ils la plupart doués d'une organisation impressionnable, susceptible, nerveuse et délicate, vibrant au moindre choc, à la moindre sensation et surprise.

Aussi bon nombre de ces enfants, au-dessous et au-dessus de douze ans, qui fréquentent les ateliers ou l'école, se dégoûtent-ils facilement de cette vie trop assidue d'attention et de travail, existence contre laquelle s'insurge la loi naturelle de leur développement plein d'effervescence à cet âge. Placés d'une part entre l'assujetissement, l'exploitation, et l'abandon de la famille de l'autre, la seconde enfance déserte l'atelier et s'abandonne au vagabondage ; c'est ainsi que l'enfance réfractaire à l'école se chiffre pour l'année 1880 à 18,000 ; et l'enfance errante, à 4,000, enfance qui correspond, au point de vue nomade, à cette catégorie d'enfants que les Anglais ont surnommés dans un langage pittoresque : « les arabes de la rue. »

Physiquement et moralement, ces enfants se trouvent placés dans une situation défectueuse et anémiante, situation que peuvent seuls modifier la réduction des heures de travail, et des soins hygiéniques plus parfaits ; on enlèvera ainsi à la police correctionnelle et aux prisons cette moyenne de 1800 enfants mineurs, logés chaque année à la petite Roquette, d'où, par suite de la promiscuité inévitable et du mauvais exemple contagieux, ils sortent plus contaminés qu'auparavant et perdus la plupart à tout jamais pour la société.

Ce chapitre qui intéresse la seconde enfance, l'amélioration physique et morale des classes ouvrières, est tout palpitant d'intérêt ; dans la nation, les classes ouvrières représentent, en effet, la force l'intelligence et le travail, et suivant la direction qu'on leur imprime elles représentent la grandeur ou la décadence d'un peuple, tant au physique qu'au moral.

A la suite de nombreux travaux, à la suite de nombreuse thèses, émanées pour la plupart du domaine médical, car le médecin est la sentinelle naturelle de l'enfance, nous avons assisté à des innovations louables, tendant à remédier aux desiderata de cette symbolique question de l'enfance.

Les hommes du jour ont compris tout l'intérêt qui se rattachait pour la France à un délai plus ou moins proche, de faire de l'enfance, abandonnée et livrée à elle-même, une enfance forte et honnête, et pour cela faire,

ils lui ont tendu la main ; ils se sont substitués à la famille impuissante, infirme ; nous ne regrettons, dans
cette création heureuse, émanant du conseil municipal et
du conseil général de la Seine, qu'une seule chose, c'est-
à-dire son défaut même de vulgarisation, pour les autres
grandes villes de France.

Quant à l'État et ce qui concerne ses attributions, dans
cette question, il ne lui reste après l'abandon qu'il a con-
senti comme gestion, qu'à exercer un contrôle sérieux,
fructueux, par l'intervention des inspections suivies, et
trop marchandées, disons-le, jusqu'à cette heure.

C'est à ce prix que l'enfance, entre les mains des sociétés privées, bienfaisantes, sera soustraite à l'exploitation,
et pourra se développer normalement, sans plus d'inconvénients.

DERNIÈRE PARTIE ET CONCLUSION

HYGIÈNE MORALE

SON INFLUENCE JUSQU'A CE JOUR

Influence des révolutions sur le tempérament des peuples, notamment la France. — Réflexions philosophiques, médicales et politiques, sur l'existence de la nation depuis 1870, et les différentes étapes nerveuses parcourues par elle. — Esprit de liberté mal défini, exagéré. — Persécution morale. — Influence de la centralisation. — Rappel au droit de la liberté individuelle et collective, au droit d'association, à la protection de l'enfance de la fille-mère et de la vieillesse.

En abordant cette partie délicate de notre programme, inévitablement liée aux congestions politiques de notre époque, nous ne pensons pas être en dehors du cadre que nous nous sommes tracé.

Les questions de cette nature, qui relèvent à chaque pas de la morale et que la conscience populaire sanctionne ou répudie plus particulièrement que toutes autres, jouissent dans la vie des peuples d'une influence plus grande qu'on ne pense, elles réagissent sur leur santé.

A ce point de vue, elles sont justiciables de la médecine.

De là, ces modifications qui ont fait et feront, surtout à notre époque, du tempérament national, un tempérament essentiellement nerveux, vibrant aux moindres souffles populaires.

Si on étudie en effet, à différentes étapes de notre histoire, ce caractère, on le trouve toujours inquiet, vivant au jour le jour de la vie des gouvernants éphémères qui le dirigent avec plus ou moins de sagesse et de sens pratique, les uns, vers des conquêtes louables, les autres, au contraire, vers les attentats à la paix générale, à l'harmonie des peuples, à la liberté individuelle, assises sur lesquelles reposent, cependant, depuis la révolution, le grand édifice de notre société moderne fécondée par tant de dévouements à la cause commune !

Les révolutions ne sont aussi sous ce rapport que la résultante explosive, inévitable, des grandes aspirations morales méconnues, comprimées chez les peuples soumis trop longtemps à des excitations cérébrales, surexcitations qui puisent leur alimentation dans le cerveau, dans ses manifestations idéales, élevées : « l'entendement, la raison, la conscience. »

L'histoire est pleine d'enseignements à cet égard, et pour ce qui nous concerne, nous n'avons pas à remonter bien haut, pour trouver l'origine de cette agitation, de ce malaise, dont les effets se sont fait si amèrement sentir pour tous.

Nous avons vu, en effet, s'effronder un régime populaire et se croyant invulnérable, mais dont les guerres trop nombreuses avaient rendu insupportable dans le monde le nom français !

Cette dynastie qui avait fait Paris, l'avait prise en briques et rendu en marbre telle que jadis Rome par Auguste, cette dynastie qui avait couvé dans son œuf la centralisation, nous l'avons vue entraîner malgré elle et avec elle un peuple entier atteint depuis longtemps de ces signes précurseurs qui dénotent une affection aiguë et qu'engendrent les délires de toutes sortes, les ambitions démesurées de gloire, de fortune et d'honneur, n'importe à quel prix et coûte que coûte !

C'est avec ces éléments contaminés, c'est avec cet ensemble mal équilibré de puissances physiques et morales que la France débilitée s'est trouvée un matin aux prises, avec l'invasion étrangère robuste, elle, et par dessus tout, croyante !

Le monde entier connaît le résultat de cette lutte moribonde et homérique tout ensemble contre un ennemi organisé, puissant, de cette lutte qui devait dégénérer sous nos yeux, en convulsions de patriotisme épileptiforme, convulsion nées plus tard, des souffrances et des désespoirs stériles d'un siège, soutenu à défaut d'aliments avec les ressources stimulatrices de l'alcool.

Aussi, suivant la pente où elle se trouvait fatalement lancée, nous avons vu la France sans maître et sans gouvernail, livrée à la fureur de la guerre civile de ses propres enfants armés les uns contre les autres, achevant ainsi d'agrandir la blessure qu'elle tenait de l'étranger.

De telle sorte qu'à un moment trop lugubre de notre histoire, un long frisson parcourait le monde, et les nations inquiètes se demandaient, si la grande âme de la France n'allait pas disparaître ensevelie à tout jamais!

Des étapes marquées du doigt de la Providence, à cette heure même où l'enfance moitié recueillie dans les hôpitaux, moitié sans asile, errait sur les décombres encore fumants de la Capitale, privée de l'appui naturel de la famille engouffrée dans la tourmente, victime inconsciente de l'ambition des hommes dont elle avait été le marchepied, vers la gloire et la fortune, des étapes, disons-nous, sont venues depuis donner quelques instants de répit et de trève au pays affolé et maladif.

Cette quiétude, armistice accordé aux vaincus des partis qui se disputent les destinées de la nation, n'a pas tardé à disparaître et le repos cordial aussitôt pris, nous avons vu le char de l'État se remettre en route et s'élancer de rechef à l'horizon, ayant pour guides : « l'aventure et l'arbitraire. »

C'est alors, conséquence déplorable de cet esprit de liberté mal définie, mal comprise, que nous avons vu atteint au plus haut degré, du nervosisme, l'État lui-

même donnant l'assaut à la bastille des droits modernes
qui, celle-ci, restera inexpugnable quoi qu'on tente, parce
qu'elle repose sur les bases des gouvernements les plus
élémentaires, sur le fond même de la conscience, c'est-à-
dire le respect dû à la liberté collective et individuelle,
liberté que nous avons vue naguère violée, et chassée de
chez elle, *manu militari*!

On ne saurait, on le voit, trouver de preuves plus
manifestes de cette affection du siècle, que ces entailles
profondes, marquées en traits béants sur les portes de
certains établissements privés de la nation.

Telle est l'hygiène morale, départie par le xix° siècle
qui avait mission de conduire les destinées de notre pays
et qui, sous un régime égalitaire, devait présider au respect des droits d'un chacun et à l'application pacifique et
légale des lois !

La perturbation profonde qui en est résultée n'a pas
peu contribué à perpétuer dans les esprits ce courant
d'excitation nerveuse, en faveur de laquelle plaidaient
déjà depuis longtemps des causes permanentes chroniques,
inhérentes à la centralisation. Depuis près de trente ans,
en effet, la centralisation pèse sur les épaules des peuples,
depuis trente ans non-seulement la France mais encore
l'Europe succombent sous le poids des masses populaires
et cosmopolites, qui viennent chercher avec un refuge
l'exploitation de la vie dans les capitales, dans les grands
centres.

Ces couches sociales ont été les propres victimes de leurs aspirations ; elles le sont encore de nos jours.

Tout se brûle, hélas ! et se consume, en effet, autour de ces grandes fournaises, de ces volcans, la statistique est là pour le prouver.

L'humanité s'y trouve à tout instant du jour, broyée, brûlée et rejetée à l'état de scorie, de cadavre !

Ici ce sont les paralysies générales, le *delirium tremens*, folie alcoolique, la démence, l'imbécillité, l'idiotie, l'épilepsie, l'hystéro-épilepsie, là ce sont les phtisiques, fauchés comme les feuilles par le vent d'automne, plus loin encore le prolétariat, la misère, la mendicité.

Tel est le résultat de la direction centrifuge imprimée à notre pays. Cette hygiène politique ne date toutefois que 1862, époque ou tout a été concédé, aliéné, vendu au bénéfice des compagnies, et des associations monopolisatrices !

Aussi les hommes d'Etat ont-ils contribué à rétrécir le champ d'hématose, en faisant refluer le sang du pays vers la capitale, vers Paris qu'on a considéré à tort comme le cerveau de la France !

Que nous sommes loin de ce temps où un gouvernement débonnaire, avec cet esprit sage et conservateur, répandait à pleines mains les trésors de la décentralisation, répartissait la vie, l'animation, l'intelligence dans les différentes régions du territoire, où la vie circulait par des

artères multiples, où des canaux étaient creusés de tous
côtés, où des routes étaient tracées à l'infini, répandant
ainsi l'exubérance de la sève nationale !

L'existence humaine avait ainsi plus de prises, plus
d'aliments, plus de ressources ; la nation avait plus de
calme, de bien être et d'homogénéité.

Elle ignorait cette vie factice, empruntée et aléatoire
des grandes villes ; elle ignorait les conséquences de cette
vie nerveuse qui fait de notre époque une grande malade,
toute vouée à l'électricité, dont elle est passible elle-même !

Qu'avons-nous aujourd'hui ! sinon le flot envahisseur ?
La marée montant, montant sans cesse, et présentant le
siècle avec ses grandeurs, ses faiblesses, ses aspirations et
ses penchants irrésistibles de débordement, penchants que
nous rencontrons partout les mêmes sur le sol de la vieille
Europe, où l'humanité que je salue s'achemine en resserrant
les rangs vers l'idéal âpre de l'équité, pansant tour à tour
ses blessures, et ensevelissant, religieusement, ses morts,
martyrs glorieux des libertés déçues ! Qu'avons-nous aujourd'hui ! sinon les campagnes se ruant sur les villes et
2.500.000 individus se pressant et se triturant, deman-
dant à Paris le « *panem* » et les « *circenses* », de la Rome
ancienne, « la solution des questions sociales, inévitables,
« le droit au travail, la protection assurée à l'enfance par
« l'ouverture des tours, celle du vieillard et de la fille-
« mère, par la création d'asiles spéciaux, confiés aux
« soins de l'État.

C'est aussi cette centralisation qui, chaque jour, porte
une certaine partie des classes flottantes des grands centres, au septicisme le plus affreux ! C'est cette centralisation qui fait, oh ! ma Seine ! que ton onde lugubre qui
déroule comme un serpent ses écailles tout étince-
lantes des lumières reflétées et somptueuses des monu-
ments du XIXᵉ siècle, se diamante parfois le soir d'âmes
éperdues, déséquilibrées, et rejette chaque jour comme
solution vitale, la ration de cadavres qu'attendent les
dalles froides de la Morgue, où le flot, à défaut d'autres
larmes, vient seul les pleurer !

Évidemment, la centralisation du XIXᵉ siècle est mons-
trueuse ; elle crée un long catalogue aux maladies mentales
et nerveuses du jour.

C'est elle qu'il faut s'attacher à conjurer avec un programme politique, moral, défini, avec des réformes, des
lois et des transactions adaptées aux besoins de notre
époque.

C'est à cet esprit sage et calme, c'est à cet esprit conservateur et philanthropique des hommes d'État, ayant
déjà abordé ces questions, que nous demandons :

1° La reconnaissance du droit aux associations tant
religieuses que civiles, en dehors des attributions faites
à l'État, associations qui auront pour effet d'alléger la
tâche du pouvoir et coopéreront, suivant leurs moyens, à
la décentralisation ;

2° La protection de la première enfance, rendue plus

directe et plus complète par le rétablissement des tours, et la création d'un asile spécial pour les filles-mères, en dehors des ressources insuffisantes dont dispose l'assistance publique, asile élevé par l'État dans Paris, et par le soin des municipalités dans les autres grands centres, à moins que l'État ne se charge lui-même de généraliser l'œuvre à ses propres frais, et n'en assume toute la responsabilité.

Cette réforme, en dehors de l'organisation des sociétés privées bienfaisantes, des principaux commerçants de chaque arrondissement, constituerait la vulgarisation du bien dans cette œuvre capitale de l'enfance et de la mère, au sort desquels se rattachent la morale et la force, la grandeur ou la décadence de notre société.

3° Le droit à l'asile de l'homme rendu impropre au travail par faiblesse d'âge, par vieillesse, enfance nouvelle qui est digne des plus grands soins, et qu'il nous faut réchauffer aux rayons de la bienfaisance.

4° La radiation des 22,000 enfants au-dessous de douze ans du personnel des manufactures et la réduction des heures de travail pour les enfants au-dessus de douze ans, employés dans les fabriques, travail excessif, enrayant le développement physique de cette jeune génération qui s'élève de toutes parts et fournit un contingent marqué à la mortalité de la deuxième enfance, emportée par l'épuisement.

5° La généralisation des inspections, surtout médicales,

dans tous les établissements privés et dépendants de l'État ; exerçant un contrôle assidu au point de vue des questions qui intéressent l'hygiène des enfants ou des hommes appliqués au travail de ces industries plus ou moins salubres, et pouvant, tels que certains produits chimiques signalés, procréer et élargir le cadre des affections nerveuses de notre époque.

Tel est l'ensemble de questions que nous remettons sur le tapis, heureux, sans pouvoir les trancher nous-même, d'appeler la bienveillante attention d'hommes plus expérimentés que nous, n'ayant dans ce travail que suivi l'inspiration de nos sentiments, et le courant de notre époque : *data fata seculus*.

Dr JULES LAFAGE

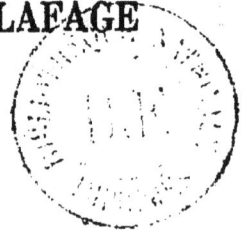

Imp. A. DERENNE, Mayenne. — Paris, boul. Saint-Michel, 52.